Prof. Dr. WOLFGANG STREMMEL
Shirley Michaela Seul

DARM ALARM

Wenn die Verdauung
das Leben bestimmt

SCORPIO

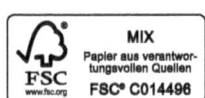

© 2022 Scorpio Verlag in Europa Verlage GmbH, München
Umschlaggestaltung: Hauptmann & Kompanie Werbeagentur, Zürich
Lektorat: Ulrike Strerath-Bolz, Friedberg
Illustrationen, Layout und Satz: Margarita Maiseyeva
Druck und Bindung: GGP Media GmbH, Pößneck
ISBN 978-3-95803-382-5

Alle Rechte vorbehalten.
www.scorpio-verlag.de

Die hier beschriebenen medizinischen Ratschläge repräsentieren meine persönliche Meinung und sind nicht alle durch Leitlinien und Fachgesellschaften bestätigt. Jeder Patient ist anders und bedarf der individuellen ärztlichen Betreuung. Die beschriebenen Fallbeispiele sind repräsentativ. Die Schicksalsberichte sind zum Schutz der Persönlichkeit verfremdet.

Ich habe großen Respekt vor meinen ärztlichen Kollegen und ihrem Einsatz für ihre Patienten. Keinen möchte ich in irgendeiner Weise disqualifizieren. Die Medizin entwickelt sich immer weiter, sodass heutiges Wissen morgen schon widerlegt sein kann. Wir sind nun einmal Menschen ... und niemand kennt die letzte Wahrheit.

INHALT

DARM MIT SCHAM 9
IM FLEISCHWOLF: WAS OBEN REIN- UND UNTEN RAUSKOMMT . . . 16
   Das biologische Kraftwerk. 19
   Jetzt geht's um die Wurst! 25

   IN DER SPRECHSTUNDE 34
   Verstopfung. 34
   Hämorrhoiden 38

DAS CHEMIEUNTERNEHMEN LEBER 42

GANZHEITLICHE MEDIZIN GUCKT IN DIE RÖHRE? 47

REIZDARM-ALARM! 53
   Nahrungsmittel-Allergien. 55
   Lactose-Intoleranz 55
   Fructose-Unverträglichkeit 57
   Sorbit-Intoleranz. 58
   Histamin-Intoleranz 58
   Gliadin- oder Gluten-Unverträglichkeit 60
   Wenn der Darm das Leben verschlingt. 62
   Chiliglück 63

   IN DER SPRECHSTUNDE 65
   Sodbrennen – Symptom der Refluxkrankheit 65
   Refluxösophagitis – die entzündete Speiseröhre. 68
   Magenspiegelung und Schluckstörungen 74

LEBENSBEDROHLICHE DIAGNOSEN 78
   Darmkrebs 79
   Leberkrebs und Hepatitis 80

TROTZDEM JA ZUM LEBEN SAGEN 88

DIE INNERE HAUT 94
   Schleim, das geheimnisvolle Wesen 95
   Colitis ulcerosa 97
   Max im Hungerstreik 100
   Grüne Bananen 104
   Die trojanische Banane 108
   Künstlicher Ausgang und Pouch 110
   Lecithin hat keine Lobby 113
   Staubsauger im Darm 115

      AUS DEM KLINIKALLTAG 118
   Lebertransplantation 123
   Darminfekte bei Patienten mit geschwächtem
   Immunsystem 130

WIR SIND NICHT ALLEIN IN UNS 136
   Kleine Angreifer mit großer Wirkung 137
   Das Norovirus 139
   Die Bandwurm-Diät 140
   Pilze 142
   Probiotika 143
   Präbiotika 145

LICHT AM ENDE DES TUNNELS 147
   Kein Hexenwerk 150
   Freispruch! 152
   Am Pranger 155

      IN DER SPRECHSTUNDE 158
   Morbus Crohn 158
   Füttern statt töten 162

LIEBE GEHT DURCH DEN MAGEN – UND LEID AUCH 164
Die Magenrasur 168
Das zweite Gehirn 169
Was der Magen mag 172
Appetit ist die Seele, Hunger das Bedürfnis 175
Der Geschmack der Kindheit 178
Völlerei 180

AUS DEM ARZTALLTAG 183
Dem Schmerz auf der Spur 183
Die falsche Fährte 185
Wenn das Herz im Magen schlägt 189

DIE STEINREICHE GALLE UND IHRE ARMEN VERWANDTEN 192
Gastritis und Magengeschwür 194
Helicobacter pylori 196
Der Zwölffingerdarm 198
Magenkrebs 200
Die empfindliche Bauchspeicheldrüse 202
Der Gummibauch 204

DER BLINDE PASSAGIER 207
Happy End 208

EPILOG 215

DANK 217

FACHBEGRIFFE UND ABKÜRZUNGEN 218

LITERATUR 221

NÜTZLICHE ADRESSEN 223

DARM MIT SCHAM

Den Darm wünscht man sich so, wie früher Kinder sein sollten. Am besten, man sieht und hört sie nicht. Und riecht nichts, könnte man hinzufügen. Aber manchmal gibt es Darmalarm.

Denn obwohl dem Darm inzwischen sogar Charme zugeschrieben wurde, salonfähig ist er noch nicht. Ganz tief drin möchten wir von dem, was irgendwo da unten in uns brodelt, am besten nichts hören und gerne auch nichts sehen. Also nicht, wenn wir erwachsen sind. Als Kinder hat uns das Kacka, Drucki, Aa oder wie auch immer unsere Eltern es nannten, brennend interessiert. Es war schließlich das Einzige, worüber wir Macht hatten, was wir eigenständig produzierten. So begann unser Leben mit Bäuerchen und Blähungen. Über Erstere freuten sich unsere Eltern, Letztere raubten ihnen den Schlaf. Und auf einmal sind wir erwachsen, und keiner wartet auf unser Bäuerchen, und wenn es passiert, ist es uns peinlich. Dieses nicht salonfähige Oben und Unten, nein, damit wollen wir lieber nichts zu tun haben. Sollte der Darmalarm mal ruchbar werden, drehen wir uns gespielt empört um, obwohl wir wissen, dass uns selbst dieses Malheur entfleucht ist. Doch Stuhlgang gehört nun mal auch zum Leben. Am besten täglich. Und dann schnell auf die Spülung gedrückt und weg damit. Eine gesunde Darmentleerung fühlt sich gut an. Man hat es ja auch gern, wenn die Mülltonne leer ist. Und macht es nicht auch schlank?

Nein, macht es nicht – dies ist der erste Irrtum von vielen, die auf den folgenden Seiten korrigiert werden. Ich bin ein großer

Fan vom Darm, denn er ist ein Wunderwerk. Dieser meterlange Schlauch des Magen-Darm-Kanals ist im Bauch verpackt und macht den größten Teil seines Inhaltes aus. Aber eben nur einen Teil: Sehr häufig haben klassische Darmprobleme ihre Ursache an anderen Stellen der Verdauung – Leber, Bauchspeicheldrüse, Speiseröhre. All diese Schlüsselstellen werden Sie in diesem Buch kennenlernen und am Ende gewiss ein anderes Bild von Ihrem Darm haben. Ja, vielleicht sind Sie dann auch ein Fan!

Landläufig weiß man, dass er ziemlich lang ist, je nach Tonus und Füllungsstand fünf bis sechs Meter. Man weiß, dass es einen dicken und einen dünnen gibt und einen blinden, der zum Durchbruch neigt. Vor zu erwartenden Schussverletzungen bei Banküberfällen, habe ich einmal in einem Thriller gelesen, sollte man nüchtern bleiben, weil bei einer Darmverletzung mit Stuhlaustritt in den Bauchraum sonst schwere infektiöse Komplikationen auftreten. Dass Nüchternheit dem vorbeugen kann, ist ein Märchen.

Viele meiner Patienten fühlen sich durch ihre Erkrankungen tatsächlich wie angeschossen, und oft ist es ihnen nicht möglich, ein »normales« Leben zu führen. Ihr Darm scheint ein Eigenleben zu entwickeln, lässt sich nicht erziehen, sondern tut, was er will, und meistens dann, wenn er nicht soll. Zuweilen schießt er sogar, auch scharf. Für die meisten Menschen ist Krebs die schlimmste Krankheit, vor der sie sich beim Gedanken an den Darm fürchten. Doch es gibt noch viele andere, kleine und größere und harmlose, die dennoch mordsmäßig Eindruck machen und das Leben stark beeinträchtigen. Wenn Sie dieses Buch gelesen haben, werden Sie Ihre eigenen Taktstörungen besser einschätzen können. Sind sie normal oder sollte man das mal abklären lassen?

In der Regel wissen Menschen wenig über die Funktionsweise des gesunden Darms. Verstopfung zum Beispiel ist störend, aber nicht unbedingt eine schwere Darmerkrankung, auch wenn Pharmaunternehmen mit allerhand Produkten für die Beschleunigung werben. Und die wenigsten reden unbefangen darüber. Während man morgens im Büro, ohne mit der Wimper zu zucken, berichtet, dass man schlecht geschlafen hat, wird man den Kollegen wohl kaum erzählen, dass man die Kloschüssel schier gesprengt hat oder nach dem Stuhlgang noch mal duschen musste, weil es so anstrengend war. Solche Beichten höre ich meist auch nicht bei der ersten Konsultation. Meine Patienten müssen erst Vertrauen zu mir entwickeln, bis sie mit der Wahrheit herausrücken. Der Darm ist nun mal ein sensibles Thema. Er ist mit Material beschäftigt, das wir nicht besonders appetitlich finden, obwohl wir es ihm mit Appetit zugeführt haben.

Man sollte sich gelegentlich vergegenwärtigen, wie das, was unten rauskommt, vor einigen Stunden oben aussah. Lecker nämlich. Das stimmt uns vielleicht ein wenig freundlicher. Denn leider sind wir dem Darm gegenüber eher oft ungehalten. Er soll seine Arbeit tun und basta. Wir wollen nicht näher mit ihm befasst sein, freuen uns aber, wenn er aktiv ist. »Wenn's Arscherl brummt, ist's Herzerl gesund.« Und wenn nicht … dann leiden wir, denn der Darm hat feinste Verbindungen zu unserer Seele. An keinem anderen Ort im Körper merken wir so schnell, dass etwas nicht stimmt, wie am Verdauungssystem. Die Kehle ist uns zugeschnürt, der Hals wird eng, im Magen drückt es, wir kriegen ein komisches Bauchgefühl. Das alles behalten wir oft für uns. Vor allem, wenn es hinten rauskommt. Die Sache ist ein mit Scham behaftetes Tabuthema. Darin sind wir Menschen gleich. Ein Patient hat mir einmal von seinem Großvater erzählt, der ihm riet: Wenn du Angst vor jemandem hast, stell ihn dir auf der Toilette vor.

Ja, der Darm macht uns auf eine ganz besondere Art zu Menschen. Und weil er zur Abfallwirtschaft gehört, wollen wir ihn, der im Untergrund arbeitet, am liebsten dort belassen.

In diesem Buch werden wir ein Licht in die dunklen Windungen des Darms werfen – und in die gesamte Verdauung. Wir steigen tief hinab in dieses lange und gefaltete Schlauchsystem, und ich verspreche Ihnen, dass Sie dort viele Wunder erleben werden. Sie werden erkennen, dass Sie ohne die fleißigen Helfer von der Müllabfuhr kein so schönes Leben führen könnten, wie Sie es hoffentlich tun. Diese großartige Reinigungstruppe sorgt dafür, dass Sie gesund bleiben. Sie kehrt den Rest vom Schützenfest zusammen, presst das Wasser ab und schiebt den kompakten Müll nach draußen, sodass uns nur noch die schönen Seiten bleiben, manchmal leider auf den Rippen. War es nicht ein gelungenes Fest?

Warum es manchmal unangenehm riecht, warum der Stuhl unterschiedliche Brauntöne hat, für all das gibt es gute Gründe. Der Darm ist so wenig schmutzig wie ein Eimer, mit dem Sie den Boden gewischt haben. Es ist das Wasser, das den Schmutz aufgenommen hat und das Sie am Ende wegkippen. Wie sauber und schön der Darm ist, sehen Sie bei einer Darmspiegelung. Manche Leute kneifen währenddessen die Augen zusammen. Doch das, was zu Ekel führt, ist gar nicht sichtbar, da spielt uns unsere Fantasie einen Streich. Für mich ist dieses ästhetische Gebilde ein Kunstwerk. Zartrot, sauber, mit einem Gefäßgeflecht verziert, liegt der Darm lebendig vor dem Auge des Betrachters … ist es nicht faszinierend, welche Reisen in das Innere des Körpers uns die endoskopische Technik gestattet? Mit ihrer Hilfe können wir kranken Menschen helfen und Gesunde vor Krankheit bewahren.

Darmprobleme gelten als Volkskrankheit Nummer eins. Die einen können nicht, die anderen zu oft, wieder andere produzieren nur heiße Luft. Die wird dann kurz vor den 20-Uhr-Nachrichten abgelassen, mit kitschigen Protagonisten, die für ein Darmpräparat werben. Ihre Beschwerden sind nach der Einnahme »wie weg«, also auf gut Deutsch: noch da, weil: Wie weg ist ja nicht weg. Ein Arzttermin wird vereinbart. Mein tägliches Brot sind Verstopfung, Durchfall, Bauchschmerzen und Blähungen, kurz: Darmalarm. Ein leichteres Los scheinen jene zu haben, die nur an Sodbrennen leiden, wobei das höllische Schmerzen bereiten kann.

»Gibt es eigentlich auch was Positives über den Darm zu sagen?«, fragte mich einmal ein Patient.

Da musste ich nicht lange überlegen: »Schmetterlinge im Bauch.«

Aber die sind natürlich seltener als Blähungen. Wir essen mehrmals täglich, verlieben uns aber nicht laufend aufs Neue.

Man kann sich auch in die Wissenschaft verlieben, und so ist es mir ergangen. Seit meinem Medizinstudium bin ich mit Leib und Seele auch in der Forschung tätig. Viele Jahre lang habe ich in Heidelberg als Ärztlicher Direktor in der Universitätsklinik die Abteilung für Gastroenterologie, Infektionskrankheiten und Vergiftungen geleitet. Heute bin ich in eigener Praxis und in der Forschung tätig. Zudem praktiziere ich als Notarzt und Schiffsarzt. Auf dem Weg zu meinen wissenschaftlichen Erkenntnissen habe ich manchmal sehr unkonventionell gedacht und war gelegentlich ein bisschen allein – doch die Forschungsergebnisse und vor allem die vielen Patienten, denen ich helfen konnte, haben mich bestärkt, meine Ideen weiterzuverfolgen.

Ein großer Ansporn war die Verleihung des Leibniz-Preises, der als deutscher Nobelpreis gilt und Wissenschaftler ehrt, die neue Wege gehen. Damals war ich erst 38 Jahre alt und hatte bei einem zweijährigen Forschungsaufenthalt an der *Mount Sinai School of Medicine* in New York herausgefunden, wie essenzielle Bestandteile in die Zellen gelangen. Ich wäre sehr erstaunt gewesen, wenn man mir damals gesagt hätte, dass mir eine noch viel größere Entdeckung bevorstand, nämlich das Lecithin als Schlüssel zur Gesundheit.

In meiner Praxis hatte ich häufig mit jungen Menschen zu tun, die an Colitis ulcerosa oder Morbus Crohn litten. Das ist mehr als der weitverbreitete Darmalarm, das ist bereits Feuer im Darm: Diese Erkrankungen führen zu sehr schmerzhaften Krämpfen sowie blutigen Durchfällen. Zwanzig Stühle am Tag sind keine Ausnahme.

Junge Menschen, die ausgehen wollten, sich verlieben, Sex haben, eine Familie gründen, Karriere machen ... stattdessen suchen sie, egal, wo sie sind, stets nach der nächstgelegenen Toilette, und da bleiben sie dann eine Weile.

»Es ist einfach alles Sch...«, den Satz hörte ich oft.

Die Medizin stand vor einem Rätsel. Manche Patienten wurden gesund, andere nicht ... keiner wusste etwas Genaues. Weil mir das keine Ruhe ließ, beschäftigte ich mich intensiv mit dem Darm, insbesondere mit seiner Schleimhaut. Für die interessierten sich plötzlich viele Menschen, das Thema hieß dann aber meistens Darmflora. Flora klingt blumig, Schleimhaut nach Krankenhaus. Aber auch auf einer Schleimhaut können Blumen wachsen – wenn sie richtig gedüngt wird, nämlich mit Lecithin. Was das alles mit grünen Bananen zu tun hat und vieles mehr ... das erfahren Sie auf den folgenden Seiten. Es ist mir bewusst, dass mein Lieblingsthema nicht gerade sexy ist. Es ist nun mal eher mit Scham statt Charme behaftet. Mir ist der Darm nicht peinlich, im Gegenteil: Ich bin ein Riesenfan, und ich möchte Sie gern mit meiner Begeisterung anstecken.

In den letzten Jahren ist der Darm zu meiner Freude vielerorts beleuchtet worden. Aber manchmal wurde er mit allzu vielen guten Ratschlägen auch ein bisschen malträtiert. Von Ernährungsvorschlägen zu Sanierungen, ob Fasten, Rollen oder Komplettreinigen. Und diese revolutionären Diäten! Viele Menschen scheinen sich ohnehin nur aus Diätgründen für ihren Bauch zu interessieren, womit sie der Heimat vieler wichtiger Organe nicht gerecht werden. Der Darm ist so komplex, dass er schwierig zu erklären ist. Auch die Bezeichnung Gastroenterologe ist für einige Menschen schwer verdaulich. So manches Mal habe ich gedacht, wärst du Augen- oder Ohrenarzt oder Herzchirurg statt Magen-Darm-Spezialist, dann wüsste jeder sofort, was du machst. Eines Tages hatte ich eine Idee, wie ich mein Gebiet auf einen Nenner bringen kann: Ich beschäftige mich mit Energie! Aber nicht irgendwie esoterisch oder erneuerbar, sondern gut geerdet an der Basis: Der Magen-Darm-Kanal liefert uns Energie und entsorgt überflüssigen Ballast. Er nimmt, was er braucht, und den Rest schmeißt er weg. Jedes Lebewesen benötigt Energie, und der Stoffwechsel ist das Instrument für die Energiegewinnung. Sie geschieht im Darm. Wie genau, das sehen wir uns im nächsten Kapitel an.

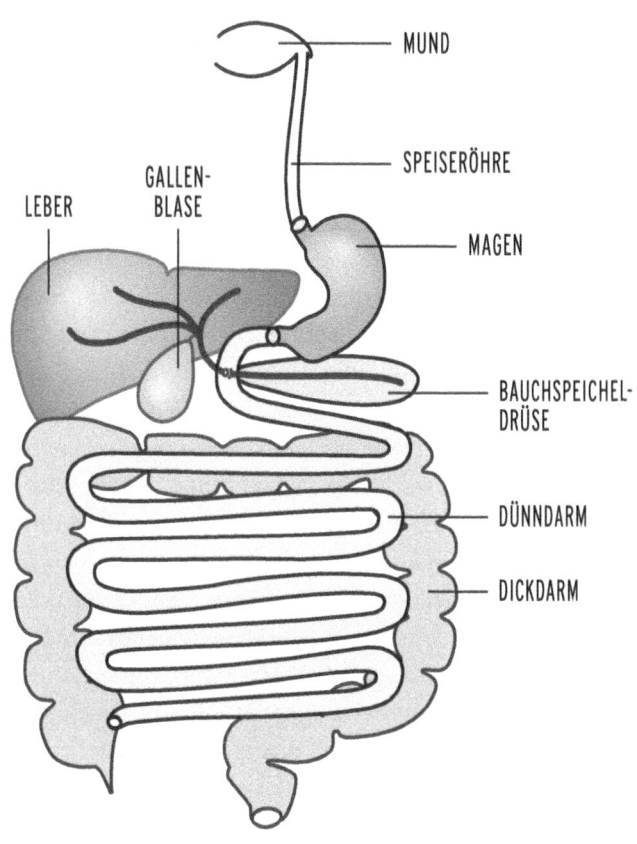

Aufbau des Verdauungstraktes

IM FLEISCHWOLF: WAS OBEN REIN- UND UNTEN RAUSKOMMT

Im Grunde genommen ist der Darm ein Fleischwolf. Oben in den Fleischwolf wird Nahrung eingefüllt, dann wird sie im Magen-Darm-Kanal gepresst und geknetet, und unten kommt hoffentlich kein Brei raus. Der Darm produziert Stuhl. Warum der Stuhl Stuhl heißt, werde ich manchmal gefragt. Eine gute Erklärung habe ich im Internet gefunden. Katja Vogel führt aus, dass man schon im 15. Jahrhundert zur »Erleichterung des Leibes« anstatt des eigentümlichen Abortes einen speziellen Stuhl benutzte. Dieser senkrechte Kasten war mit einem aufklappbaren Deckel versehen. Darunter ein Sitz mit einer runden Öffnung und Schüssel, verwandt unserem späteren Plumpsklo. In den medizinischen Schriften des 16. Jahrhunderts war bereits vom Stuhl die Rede. Man vermerkte beispielsweise, dass ein Patient »nicht zu Stuhl kommen könne«. Um die Sitzungen komfortabel zu gestalten, wurden später Arm- und Rückenlehnen konstruiert. Einen Designpreis bekamen diese Möbel jedoch nicht, sie standen meistens versteckt. Man nannte sie »Kammer-, Leib-, Kack-, Scheiz- oder Notdurftstuhl«. Um die Mitte des 17. Jahrhunderts bürgerte sich der »Nachtstuhl« ein.[1]

Ein erwachsener Mensch produziert am Tag in der Regel 250 bis 300 Gramm Stuhl. Was unten rauskommt, hat keine Ähnlichkeit mit dem, was oben reinkam. Hähnchen rein, Frikassee raus ...

---

1 Quelle: https://meinanzeiger.de/gotha/nur-eine-frage-woher-kommt-der-begriff-stuhlgang/

so funktioniert es nicht, meistens geht's um die Wurst. Die ist weich und verformbar und braun. Die Farbe entsteht durch die Abbauprodukte des nicht mehr benötigten und in den Darm abgegebenen Blutfarbstoffs. Für den Geruch sind Bakterien verantwortlich, die Gas bilden. Ohne Bakterien kein Leben, man sollte sie also nicht verteufeln. Der Stuhl besteht etwa zur Hälfte aus nicht verdaubaren Fasern, also den nach Darmpassage übrig gebliebenen Restbeständen von Obst, Gemüse und Salat. Die zweiten 50 Prozent sind Bakterien. In einem Gramm Stuhl tummeln sich etwa 100 Milliarden Bakterien. Bei 300 Gramm Stuhl sind das 30 Billionen Bakterien, das entspricht ungefähr der Anzahl der Zellen in einem menschlichen Körper. Ist das nicht unfassbar? Und das alles tragen wir ahnungslos mit uns rum! Die Bakterien tun uns nichts, sie sind geduldete Mitbewohner: die kommensale Flora. Welche Funktion sie in unserem Körper übernehmen, ist noch nicht wirklich verstanden.

Die Fasern von Obst, Gemüse und Salat sind, wie eben die Bakterien, nicht verdaubar. Wozu dann essen? Könnte man doch weglassen, wenn das sowieso Müll ist. Nein, eben nicht. Erstens wegen der Vitamine, und zweitens brauchen wir die Fasern zur Verdauung. Fasern binden Wasser und sorgen dafür, dass der Stuhl geschmeidig wird und kein Steinbrocken. Der würde die zarte Schleimhaut des Darms aufreißen. Das geschieht auch tatsächlich bei hartem Stuhl, und dann entstehen Risse, Fissuren genannt, im Enddarm und auch Hämorrhoiden (arterielle Gefäßgeflechte des Enddarms). Deshalb ist Trinken so wichtig: Ohne Flüssigkeit keine Verdauung. Der Wasserstand wird von der Niere kontrolliert und immer gleich gehalten. Wenn Wassermangel herrscht, spürt das der Darm zuerst und produziert in der Folge harten und trockenen Stuhl.

Zur Verdauung benötigt der Darm täglich zehn Liter Flüssigkeit, davon sollen drei Liter getrunken werden. Der Rest kommt von innen: Speichel, Magensaft, Galle, Bauchspeicheldrüsen- und

Darmsäfte. Sieben Liter! Der Körper holt sich im Laufe der Verdauungsprozesse aber alles wieder zurück, da geht nichts verloren. Zum Schluss sickert eine Flüssigkeitsmenge von drei Litern in den Dickdarm ein. Sie wird eingedickt zu 250 bis 300 Gramm Stuhl. Diese unglaubliche Leistung wird mithilfe von Wasserpumpen erreicht, die fast die gesamte Flüssigkeit in den Körper zurückpumpen, was 16 bis 24 Stunden dauert, manchmal auch noch länger. In dieser Zeit wird die Flüssigkeit – zum längeren Kontakt mit den Wasserpumpen – durch eine Pendelbewegung mehrfach über die Schleimhaut hin und her bewegt nach dem Prinzip: drei Schritte nach vorne, zwei zurück, bis die sogenannte Stuhlsäule mit ihrem noch großen Durchmesser schließlich in den Enddarm eintritt, der auch Mastdarm oder Rektum genannt wird. Danach erfolgt die Stuhlentleerung. Dazu stellt sich der normalerweise liegende Enddarm auf, sodass der Stuhl nach unten in die Rektumampulle fallen kann, einen bauchigen Hohlraum, der sich elastisch dehnt, um Stuhl zu sammeln. Die Ampulle dient als Reservoir. Wenn ihre Wand sich dehnt, registriert das willkürliche Nervensystem, also unser Gehirn, dass allmählich etwas am Dampfen ist. Man kann es zwar noch ein wenig zurückhalten, doch eigentlich ist jetzt Entleerung angesagt. Zu starkes Pressen sollte vermieden werden, da es zum Vorfall von Hämorrhoiden und auch Enddarmanteilen führen kann und auch der Kreislauf stark belastet wird. Wenn Menschen überraschend in ihren Wohnungen sterben, werden sie häufig auf der Toilette gefunden. Stuhlgang kann gefährlich sein!

Das Pressen kann außerdem hohen Blutdruck verursachen, der einen Schlaganfall einleiten kann. Auch können Aneurysmen, so nennt man Gefäßaussackungen, im Gehirn reißen und zu Hirnblutungen führen. Das Drücken kann ferner Herzrhythmusstörungen auslösen, die in einen Kreislaufzusammenbruch münden können.

Obwohl die Entsorgung von Ballaststoffen (Fasern) und Bakterien die sichtbarste Aufgabe des Darms darstellt, ist nicht sie die wichtigste im Magen-Darm-Kanal, sondern die Energiegewinnung. Dafür benötigt der Darm viel Platz. Mit seinen Anhangsdrüsen nimmt er den größten Teil unseres Körpers ein: den Bauch. Weitere Mitspieler bei der Energiegewinnung sind das willkürliche und unwillkürliche Nervensystem im Gehirn und im Rückenmark. Nichts im Körper ist isoliert zu betrachten, alles ist ineinander verzahnt in einer großartigen Komposition.

Das biologische Kraftwerk

*»DER MENSCH ISST, WEIL ER HUNGER HAT,
UND ER ÜBERISST, WEIL ER VIEL HUNGER HAT.«*
Miss Piggy aus der Muppet-Show

Da steht es nun, das Mahl: Schweinehaxe mit Kartoffelknödel und Salat. Dazu ein Glas Bier, 0,5 Liter. Drei Liter Flüssigkeit soll ein Mensch wie eben beschrieben am Tag zu sich nehmen, da ist also noch Luft nach oben, aber es gibt gesündere Flüssigkeiten als Bier, auch wenn das in manchen Kreisen bezweifelt wird. Das Gleiche gilt für die Schweinehaxe, die bei Vegetariern vermutlich sofort zu Magenproblemen führen würde. Unbestritten ist, dass es leichter verdauliche Nahrungsmittel gibt, doch die Geschmäcker sind verschieden – und die Gewohnheiten auch.

In Mund werden Schweinehaxe und Kartoffelknödel mit starken Werkzeugen, manchmal auch aus Gold und Titan, zerlegt. Den Salat, so denkt sich der Hungrige, esse ich zum Schluss. Besser täte er daran, ihn als Erstes zu essen, denn er füllt den Magen und stillt damit den großen Hunger. Ob man aus diesem Grund auch vor dem Essen ein Getränk zu sich nehmen soll, ist Spekulation. Aber wie ist es mit einem Aperitif? Aus meiner Sicht ist dagegen nichts einzuwenden. Er kurbelt die Magensäureproduktion schon mal an. Früher war es nicht üblich, vor oder beim Essen etwas zu trinken, aber es gab meist vorweg eine Suppe.

Im Mund mischen die Speicheldrüsen dem Speisebrei Flüssigkeit und kleine Mengen an Verdauungsenzymen zu. Die Amylase lässt durch Stärkespaltung die Speise leicht süßlich schmecken und bereitet den Stoffwechsel auf das kommende Zuckerangebot vor. Je länger der Aufenthalt im Mund, desto besser für die Verdauung. Wir alle wissen, wie wichtig das gute Kauen ist, und beherzigen es doch nur selten, so wie wir insgesamt oft auch zu unbewusst essen, weil wir der Speise zu wenig Aufmerksamkeit schenken und stattdessen sprechen, lesen, fernsehen, was auch immer. Wie wichtig das gründliche Kauen ist, wurde in vielen wissenschaftlichen Abhandlungen dargelegt. Es ist nun mal so, dass mit der Dauer des Kauens mehr Verdauungsenzyme zugemischt werden können und dass eine fein zerkleinerte Speise leichter die relativ dünne Speiseröhre passieren kann.

»Gut gekaut ist halb verdaut«, besagt ein Sprichwort. Außerdem steigert das ruhige Kauen den Genuss. Der hastige Speisenschlinger ist zwar früher mit dem Essen fertig, aber was hat er davon? Nicht selten zahlt er die Rechnung, indem er sich verschluckt. Das habe ich selbst erst neulich wieder erlebt. Ich traf mich mit einem Bekannten zum Abendessen. Nach dem Menü bestellte er sich einen Kaffee und Pralinen. Mitten im Gespräch schmiss er die Praline ein, ich kann es nicht anders beschreiben, die dann versehentlich in die falsche Röhre, die Luftröhre, gelangte. Er lief sofort blau an und konnte weder atmen, noch sprechen oder husten. Die Augen quollen vor, und die Angst, ja Todesangst war ihm anzusehen. Ich rief nicht um Hilfe, ich leistete sie. Ich wusste ja, was geschehen war. So stellte ich mich hinter ihn und presste meine ineinander verhakten Hände mit starkem aufwärtsgerichtetem Ruck in seinen Oberbauch. Das Stück Praline schoss nach oben.

»Puh«, machte mein Bekannter.

Während ich mich fast ein wenig benommen setzte und mir vielerlei Gedanken durch den Kopf gingen, begann er schon weiterzusprechen, ohne Punkt und Komma. Am erstaunlichsten fand ich es, dass er dann schwups die nächste Praline einwarf, als ob nichts gewesen wäre. Ja, vermutlich war auch nichts gewesen, vermutlich merkte er gar nicht, dass er aß.

So etwas kann man häufig beobachten, und es ist jammerschade. Die Nahrung in der ersten Station der Verdauung, im Mund, ist doch ein wundervoller Genuss! Sobald wir sie hinunterschlucken, ist sie quasi weg. Nicht »wie weg«, sondern wirklich weg! Von den Genüssen, die der Magen im Salzsäureschwappen erfährt oder später der Darm mit seinem Geschunkel, spüren wir nichts. Insofern sollten wir doch Wert darauf legen, den guten Geschmack so lange wie möglich dort zu bewahren, wo er uns am intensivsten erfreut!

Nach dem Kauen wird der zerkleinerte und eingespeichelte Speisebrei geschluckt und passiert in wenigen Sekunden die Speiseröhre, deren Türsteher, der untere Verschlussmuskel, sich kurzfristig zum Magen hin öffnet. Nun befindet sich der Speisebrei im nach oben und unten verschlossenen Magen. Nach und nach rutscht auch noch der Rest des Mahls inklusive Salat in den Magen. Der ähnelt einem muskulösen Sack. Wir kennen sonst eher die äußerlich sichtbaren Bauchmuskeln, von denen wir gar nicht genug haben können, am liebsten als Sixpack. Doch das trainieren wir niemals so lange, wie der Magen es uns mehrmals täglich vorturnt. Nach jeder Mahlzeit knetet er drei bis vier Stunden den Speisebrei hin und her. Wie in einer Mühle wird die Speise auf eine Korngröße von meist zwei Millimetern zermahlen. Der Magen mischt dem Brei zudem hochkonzentrierte Salzsäure (Magensäure) bei. Diese Säure vernichtet wie ein konzentriertes Reinigungsmittel einen Großteil der mit der Nahrung aufgenommenen Bakterien.

Zudem streckt die Magensäure die Eiweißfasern des Fleisches oder Fisches, damit sie vom Magenenzym Pepsin schon angedaut werden können und aus den lang gestreckten Eiweißketten kleinere

Eiweißbruchstücke entstehen. An das Fett machen sich die Verdauungsenzyme heran, die von den Speicheldrüsen im Vorfeld hinzugefügt wurden. Die Fett spaltende Lipase aus den Speicheldrüsen ist selbst im Magensäurebad noch aktiv. Sie knabbert einzelne Fettsäuren – das sind die Grundbausteine aller Fette – heraus. Diese dienen später im Zwölffingerdarm als Signalgeber, um weitere Verdauungsenzyme aus der Bauchspeicheldrüse freizusetzen. Der Knödel und die Salatblätter bekommen eine Schonbehandlung, sie werden nur zerdrückt und nicht verdaut, da der Magen sich für sie nicht zuständig fühlt und sie noch nicht einmal beginnen kann zu verdauen. Die Umgebung ist schlicht zu sauer, um Enzymaktivität aufzubauen. Einzelne Zucker aus Getränken oder dem Nachtisch und auch Alkohol verleibt sich der Magen dagegen gerne ein, und sie erscheinen rasch im Blut. Das wirkt übrigens der Müdigkeit nach dem Essen entgegen. Durch Nahrungszucker wird nämlich Insulin freigesetzt, und das senkt den Blutzuckerspiegel. Unterzuckerung macht müde. Der schnell aufgenommene Zucker lässt diese Unterzuckerung nicht zu. Das könnte durchaus als Plädoyer für einen Nachtisch gelesen werden. Die richtige Nahrungszusammensetzung entscheidet auch über unsere Wachheit.

Der Magen nascht nicht nur gern, er denkt auch. Der Magensack ist nämlich nicht ganz symmetrisch. An seiner ausgebeulten Seite befindet sich das sogenannte Hungerhormon, das Ghrelin. Im nüchternen Zustand ist es aktiv und gibt sein Appetitsignal an das Gehirn weiter. Ist der Magen gefüllt, nimmt mit zunehmender Magenwandspannung seine Aktivität ab. Der Mensch hat keinen Hunger mehr und beendet das Mahl – außer, er heißt Miss Piggy. Bei ihr bleibt das Hungerhormon länger aktiv.

Ansonsten gibt es einen von höherer Stelle verordneten Shutdown für den Magen! Dieses Phänomen nutzt man bei der Magenverkleinerungsoperation zur Behandlung von extremem Übergewicht. Der zu kleine Magen ist schnell gefüllt, steht unter Spannung, und die Ghrelin-Freisetzung unterbleibt – der Patient empfindet keinen Hunger mehr. Zudem wird bei der Operation das »ausgebeulte« Stück des Magens entfernt, das für die Ghrelin-Produktion verantwortlich ist.

Nach genügend langem Aufenthalt im Magen wird der Speisebrei mit Druck durch den Magenausgang auf die Wand des Zwölffingerdarms gesprüht. Hier hat Salzsäure Hausverbot, denn die Darmzellen verfügen im Gegensatz zu den Magenschleimhautzellen mit ihrer Pufferschicht über keinen Schutzmantel gegen Säure. Das saure Milieu ist für die Freisetzung des Hormons Sekretin verantwortlich, das über das Blut zur nahe gelegenen Bauchspeicheldrüse fließt. Dort ist es dafür verantwortlich, dass sie für den ankommenden Speisebrei pro Stunde einen halben Liter Wasser und Salzsäure-neutralisierendes Bikarbonat entleert. Das ist ein Salz der Kohlensäure, die ihre Säureeigenschaft verloren hat und sie deshalb von anderen Säuren, hier der Salzsäure des Magens, zurückgewinnen will. Die neu entstandene Kohlensäure ist schwach und deshalb nicht so gewebeschädlich wie Salzsäure. Sie zerfällt rasch in Wasser und Kohlendioxid-Gas (CO_2). CO_2 tritt ins Blut und wird von der Lunge abgeatmet. Ab jetzt geht alles ganz schnell. Durch die Fettsäuren im Speisebrei wird in der Wand des Zwölffingerdarms aus spezialisierten Zellen das Hormon Pankreozymin/Cholecystokinin (PZ/CCK) freigesetzt. Es aktiviert die Palette der Verdauungsenzyme aus der Bauchspeicheldrüse für die Zerlegung der Fette mithilfe der Lipase in ihre Einzelbestandteile sowie die Eiweiße mithilfe des Trypsins in Aminosäuren. Und nun wird auch dem Kartoffelknödel und dem Salat der Garaus gemacht. Die Bauchspeicheldrüse verwandelt ihre Stärke mithilfe der Amylase in Zucker. Doch die pflanzlichen Fasern von Obst und Gemüse sind für Menschen wie beschrieben nicht verdaubar. Sie gehen uns mit dem Stuhl verloren, allein die Vitamine bleiben uns erhalten.

Alle Einzelbestandteile werden nun vom Dünndarm in den Körper aufgenommen. Die Fettbestandteile benötigen dazu allerdings

Galle. Die Gallensäuren werden auch in das Reaktionszentrum im Zwölffingerdarm abgegeben. Galle ist wie Seife, die mit den Fetten Schaum bildet, um sie in Lösung zu halten. Das ist wie beim Händewaschen: Die Seife löst den schmutzigen Fettfilm auf der Haut, indem sie ihn aufschäumt.

Das Schweinshaxenmahl ist nun in seine Einzelteile zerlegt, die jetzt das riesige Feld des Dünndarms vor sich haben. Wie Millionen von Sandkörnern werden sie auf einem überdimensionalen tennisplatzgroßen Sieb hin und her bewegt, sodass alle zwischen den Maschen verschwinden. Für jeden Einzelbaustein gibt es eine eigene Maschengröße: die Fettbausteine, die Vitamine, die Aminosäuren und die Zucker. Das alles geschieht, während der Darm-Besitzer vor dem Fernseher sitzt oder arbeitet oder spazieren geht oder dieses Buch liest – und er hat meist wenig Ahnung, welche Wunder in seinem Inneren geschehen.

Nach der Passage durch die Sieböffnungen der sonst fest verfugten Dünndarmschleimhaut werden die Einzelteile der Nahrung zügig weitergereicht. Die meisten verlassen die Darmzellen auf der zum Inneren des Körpers gerichteten Seite über die Pfortader. Dieses Venensystem drainiert das gesamte Gebiet des Darms und führt das mit den aufgenommenen Nährstoffen beladene Blut erst mal zur Leber. Die gehört als Darm-Anhangsorgan ebenfalls zur Verdauung. Nur Fette werden schon im Darm wieder zusammengesetzt und an Eiweiße gebunden. Sie verlassen den Darm mit einem langen Marsch durch die Lymphwege, die erst im oberen Brustbereich über die Schlüsselbeinvene links ins Blut münden. Somit ist aus dem Darm alles verschwunden, außer den unverdaulichen Pflanzenfasern, den Bakterien und den Gallensäuren, die als Seifen für die Lösung der Fette zuständig waren und am Ende vom Dünndarm wieder in den Körper zurückwollen. Im mittleren Dünndarm ist es jetzt ziemlich leer. Die ganze Passage vom Zwölffingerdarm bis zum Ende des Dünndarms dauerte circa zwei Stunden. Nun erfolgt die Ankunft im Dickdarm. In diesem circa einen

Meter langen Stück wird geschaukelt und gewalzt wie eingangs beschrieben. Drei Schritte vor, zwei zurück. Ziel ist es, Wasser zu entziehen, einzudicken. Wenn das über einen Zeitraum von 24 Stunden gelungen ist, überkommt den Menschen ein unwiderstehliches Verlangen, eine Toilette aufzusuchen. Normalerweise. Bei manchen dauert es länger, und wenn der Darm krank ist, klappt es gar nicht. Der Darminhalt ist noch flüssig, als Durchfall wird er vom Nervensystem nicht für die Entleerung registriert und es war »alles für'n Arsch«, wie mal einer meiner Patienten sagte. Viele meiner Patienten mit Darmproblemen haben im Laufe der Zeit eine Art Galgenhumor entwickelt. Mit Humor lässt sich auch leichter über Tabuthemen sprechen.

Jetzt geht's um die Wurst!

Es gibt Patienten, die jeden Tag ihren Stuhl fotografieren und mir die Bilder zur Begutachtung mailen. Ein mühsames Geschäft. Während andere morgens die neuesten Nachrichten studieren, befasse ich mich mit denen von gestern. Gewiss ist so etwas abzustellen, doch manche Patienten, besonders wenn sie bereits einmal schwer krank waren, sind in geradezu panischer Sorge und wittern ständig neues Unheil, das sie hinterrücks treffen könnte. Meistens versuche ich sie so weit aufzuklären, dass sie selbst erkennen können, ob zumindest optisch alles in Ordnung ist. Manche Patienten brauchen dennoch über einen gewissen Zeitraum meine Begleitung. Ich erinnere mich gut an einen kollektiven Lachkrampf bei meinen Studierenden, als eine vorwitzige Studentin fragte, was andere Leute, die ja nicht wüssten, dass ich ein Medizinprofessor sei, wohl mutmaßen würden, wenn ich diese Bilder in der U-Bahn begutachtete, wo man ja nicht geschützt vor neugierigen Blicken sei. Aber U-Bahn-Tunnels meide ich nach Möglichkeit. Ich befasse mich mit anderen Schlauchsystemen.

DIE FORM

Geformter Stuhl ist normal. Er sieht aus wie eine Wurst und früher, als in unseren Wohnungen eine Sitztoilette mit Ablagefläche statt eines Tiefspül-WCs verbaut wurde, zeigte die platzierte Stuhlwurst stets einen Knick. Knick- statt Knackwurst. Je mehr Fasern wir mit unserem Essen aufnehmen, desto voluminöser ist der Stuhl. Ganz offensichtlich ist das zum Beispiel nach dem Verzehr von Grünkohl. Danach weist er tatsächlich eine leicht grüne Farbe und ein hohes Volumen auf.

Während harter Stuhl meist nicht gefährlich ist, kann seine Entleerung aufgrund des Pressens durch den empfindlichen Analkanal schmerzhaft sein. Dagegen deutet breiiger oder flüssiger Stuhl auf eine Dickdarmerkrankung hin. Voluminöser Stuhl mit mehr als 300 Gramm Gewicht pro Tag, der sich schlecht von der Toilettenschüssel entfernen lässt, da er fettig ist und klebt, kommt bei einer Verdauungsschwäche, insbesondere einer Schwäche der Bauchspeicheldrüse, vor. Dies ist allerdings eine sehr seltene Erkrankung. Ein solcher Stuhl ist besonders übel riechend durch Eiweiße, die von den Bakterien zu Gasen umgewandelt werden, meist Fäulnisgas. Oft finden sich auch unverdaute Speisereste im Stuhl, zum Beispiel Pilze oder Salatblätter. Die an Verdauungsschwäche leidenden Patienten verlieren auffällig an Gewicht.

Bestimmt sind Sie schon einmal über eine Wiese voller kleiner schwarzer Kugeln spaziert, die Schafe hinterlassen haben. Was für ein Schreck, wenn menschlicher Stuhl daran erinnert! Aber keine Sorge, das ist nicht gefährlich. Mediziner bezeichnen diese Form tatsächlich als Schafskotstuhl: kleine feste Knötchen, die aussehen wie Murmeln. Dies kann bei zu trockenem Stuhl auftreten und ist eine funktionelle, aber harmlose Störung. Ein solcher Stuhl kann aber auch auf runde, fingerartige Ausstülpungen im Dickdarm hinweisen. Man nennt sie auch Divertikel. In diesen Ausstülpungen kann sich Stuhl festsetzen und auch eindicken, sodass er eine Kugelform annimmt. Der Nachweis von rotem Stuhl, insbesondere wenn Blut dem Stuhl aufgelagert ist, rührt sehr oft von Divertikeln her. An den Stellen, wo Blutgefäße und Nerven in den Darm eintreten, ist die Darmwand besonders schwach. Gehäuft finden wir Divertikel im S-förmig gestalteten unteren Abschnitt des Dickdarms. Häufig haben die Betroffenen schon immer einen weichen, sogar ungeformten Stuhl, bei dem wenig Druck auf die Darmwand ausgeübt wird, wodurch die Darmwandmuskulatur schwächelt und sich die Schleimhaut ausstülpt. Fester und voluminöser Stuhl dagegen erzeugt in der Darmwand Gegendruck und stärkt die Darmmuskulatur. Er wird durch faserreiche Kost erzeugt: ein Therapieprinzip zur Vorbeugung und Behandlung von Divertikeln. Fremdkörper wie Melonenkerne oder auch Kotsteine können sich in diesen Divertikeln verfangen und eine Entzündung auslösen, die Divertikulitis genannt wird. Betroffene Patienten berichten über Schmerzen im linken Unterbauch.

Nicht harmlos im Vergleich zum Schafskotstuhl ist das Auftreten von Bleistiftstühlen: dünne, lang gestreckte Stuhlformationen, die den Eindruck erwecken, durch ein enges Rohr gepresst worden zu sein. Dahinter könnte sich ein Tumor im Bereich des Enddarms verbergen, der das Darmrohr einengt. Die betroffenen Patienten haben bei der Stuhlentleerung Schmerzen, und oft ist dem Stuhl auch Blut aufgelagert.

DIE FARBE

Von wegen kackbraun! Es gibt sogar entfärbten, weißlichen Stuhl, der bei Leberschwäche oder Abflussbehinderung der Galle durch fehlendes Bilirubin und seiner Abbauprodukte hervorgerufen wird. Prinzipiell kann der Stuhl fast die ganze Farbpalette abbilden. Am meisten Angst haben wir vor rotem Stuhl, denn ist das nicht Blut? Aber selbst wenn, muss das noch nicht schlimm sein. Für sichtbares Blut im Stuhl gibt es verschiedene Gründe, die es herauszufinden gilt. Nach Verzehr von Roter Bete verfärben sich Stuhl und Urin rot. Schwarzer Stuhl kann durch bestimmte Beerenarten, zum Beispiel Waldbeeren, hervorgerufen werden und ist harmlos.

Besorgniserregend ist der schwarze Teerstuhl, der sehr übel riecht und immer flüssig erscheint: Er entsteht durch eine starke Blutung aus dem Magen oder der unteren Speiseröhre. Magensäure verfärbt nämlich den roten Blutfarbstoff in eine schwarze Farbe, die Hämatin heißt. Da Blut ein starkes Abführmittel ist, erfolgt eine rasend schnelle Passage in den Dickdarm. Hier hat der Dickdarm keine Möglichkeit, das Wasser vollständig zurückzuholen, und deshalb nimmt der Stuhl eine teerige Konsistenz an. Im an den Darm abgegebenen Blut ist reichlich Eiweiß vorhanden, das die Bakterien zu übel riechenden Gasen verarbeiten.

DER GERUCH

Von Duft zu sprechen würde zum Himmel stinken. Geruch ist oft auch noch zu blumig. Nennen wir das Kind beim Namen: Stuhl ist eher Gestank als Gesteck.

Das liegt an der Art der Bakterien im Stuhl. Sie sind für die Gasbildung verantwortlich. Fäulnisgase sind die unangenehmsten. Solche Gase können auch die Dickdarmwand passieren. Über das Blut gelangen sie in die Lunge und werden dort abgeraucht. So entsteht oft Mundgeruch. Viele Menschen vermuten, er entstünde nur wegen unzureichender Mundhygiene oder durch Aufstoßen aus dem Magen. Manchmal können aber auch Fäulnisgase aus dem Darm der Grund sein.

Im Urlaub lernte ich einmal einen praktischen Arzt kennen, der wie ich unter dem Mundgeruch unseres Tischnachbarn litt. Wir überlegten, ob wir ihn darauf ansprechen sollten; das ist ja ein sensibles Thema. Mein Kollege erzählte mir, dass er bei Mundgeruch-Patienten das Antibiotikum Tetracyclin verordne. Über einen Zeitraum von zwei Wochen eingenommen, würde der Mundgeruch verschwinden. Mir öffnete dieser Tipp damals, zu einer Zeit, in der antibiotische Therapie zur Behandlung von Mundgeruch neu war, die Augen. Mein Kollege hatte »aus dem Bauch heraus« gehandelt – und der Erfolg gab ihm recht. Heute setzt man unterschiedliche Antibiotika ein, auch solche, die noch im Dickdarm wirken. Wir haben damals übrigens mit dem Tischnachbarn gesprochen, und er war uns sehr dankbar. Manchmal ist es einfacher, so etwas von Fremden zu hören; und wenn sie gleich eine Therapie zur Hand haben, umso besser!

DIE GESUNDE PRODUKTION

Früher entleerten die Menschen ihren Stuhl in der Hockhaltung. Die bei uns verbauten Sitztoiletten machen das unmöglich. Die Hockstellung wäre jedoch vorteilhaft, da der Winkel zwischen Oberschenkel und Oberkörper dann eher spitz verläuft. Dadurch kann sich der Darm gerade aufrichten, der Stuhl wandert in den Mastdarm, und die Stuhlleerung wird erleichtert. Wir sollten alles tun, dies zu befördern, denn eine unkomplizierte und rasche Stuhlentleerung vermeidet Krankheiten – und auch die Entstehung lästiger Hämorrhoiden. Zudem wird der Inkontinenz vorgebeugt. In südlichen Ländern, Frankreich oder Spanien, sind Stehtoiletten heute noch im Gebrauch, zumal auf Autobahnraststätten. Was uns Deutsche mit Befremden erfüllen mag, erfreut den Darm. Es wäre ein großer Fortschritt, wenn solche Stehklos auch bei uns eingeführt würden. Gesundheit geht schließlich vor Gemütlichkeit. Und ein bisschen gemütlich darf es ja bleiben, zum Beispiel mit einer Fußbank vor der Toilette. Meine Patienten mit Verstopfung sind geradezu erleichtert und haben mir oft froh berichtet, wie gut der sogenannte Toilettenhocker hilft. Betrachtet man die dadurch eingenommene Sitzposition, ist das nur logisch. Der schmalere Winkel zwischen Oberkörper und Oberschenkel, den wir mit einer Fußbank herstellen, erleichtert den Stuhlgang. Denn mit aufgestellten Beinen kann nicht nur die Auffüllung des Mastdarms befördert, sondern auch eine weitere Öffnung des Analkanals für den Vorgang der Stuhlentleerung erreicht werden. Dadurch verkürzt sich auch die für manche Menschen quälend lange Dauer der Darmentleerung. Somit ist ein Toilettenhocker aus meiner Sicht sehr zu empfehlen. Zum Schluss soll man ein möglichst weiches Toilettenpapier benutzen. Weißes, allergenfreies

Toilettenpapier ist zu bevorzugen, da bei buntem Toilettenpapier die Gefahr allergischer Hautreaktionen um den After besteht. Noch besser wären Spültoiletten, da sie schonender und gründlicher Stuhlreste entfernen, ohne mechanische Irritationen an der sensiblen Afterschleimhaut zu provozieren.

DIE WERKSTOFFE

Unsere Ernährung hat nicht nur Einfluss auf unseren Stuhlgang, sondern insgesamt auf unsere Gesundheit. Ich möchte keine Ernährungsempfehlungen geben, das können andere Fachleute besser, und heutzutage weiß man im Großen und Ganzen, was man genießen darf beziehungsweise meiden sollte. Der Organismus schätzt vitaminreiche Ballaststoffe wie zum Beispiel Sauerkraut und Weiß-, Grün-, Rot- und Rosenkohl, Tomaten, Salate und Obst. Empfehlenswert sind mindestens zwei Fischmahlzeiten pro Woche, für Nicht-Vegetarier Fleisch (auch rotes) zur Eisenzuführung einmal die Woche und Vollkornprodukte. Mit Zucker sollten wir allgemein sparsam umgehen, da er zu schnell in den Körper aufgenommen wird und das Aufbauhormon Insulin freisetzt, das wie ein Anabolikum zur Gewichtszunahme führt. Zucker tarnt sich häufig, ist als Fruchtzucker auch in Obst- und Gemüsesäften enthalten, der in großen Mengen gesundheitsschädlich zum Beispiel für die Leber ist – Fettleber! Säfte sind Kalorienbomben, wenn auch mit vielen Vitaminen.

Zucker versteckt sich in zahlreichen Lebensmitteln, auch in solchen, in denen man ihn nicht vermuten würde, wie in Pasta. Es ist die darin enthaltene Stärke, die aus Zuckermolekülen zusammengesetzt ist. Zucker und Stärke sind Kohlenhydrate, die als Glücklichmacher gelten. Ja, der in Maßen genossene Zucker macht uns seit unserer Kindheit glücklich. Aber leider eben auch dick, und das besorgt heutzutage viele Mediziner, denn immer mehr Kinder bringen zu viel Gewicht auf die Waage. Fett ist unser Hauptenergielieferant. Jedes Gramm Fett spendiert dem Körper neun Kalorien, das ist mehr als doppelt so viel Energie, wie Eiweiß und

Kohlenhydrate liefern können. Eiweiß hat somit einen um 50 Prozent geringeren Kaloriengehalt pro Gramm verzehrter Menge im Vergleich zu Fett. Da Eiweiße auch die wertvollen Aminosäuren als Bausteine für den Körper enthalten, sind sie unser wichtigstes Lebensmittel.

Unsere Vorfahren, gern Steinzeitmenschen genannt, naschten nicht ständig irgendetwas. Nahrungsmittel zu besorgen war beschwerlich. Als Jäger und Sammler waren sie den ganzen Tag mit Nahrungssuche beschäftigt. Da es keine Kühlschränke gab und das »Einkaufen« anstrengend war, besorgten sie nur das, was sie brauchten, und sie aßen so viel, wie ihr Körper benötigte. Essen war mehr Notwendigkeit als Genuss. Und wenn es ein Problem mit dem Essen gab, dann hieß das nicht Übergewicht, sondern Unterernährung. Es gab aber auch Probleme mit der Heizung – um in kälteren Jahreszeiten die Körpertemperatur zu erhalten, mussten sich die Menschen mehr bewegen und den Stoffwechsel aktivieren.

Heute ist es in den westlichen Ländern umgekehrt. Da liegen wir in warmen Wohnzimmern auf der Couch, der Kühlschrank ist voll, Lebens- und Genussmittel sind reichlich vorhanden. Übergewicht ist der Beginn vieler Wohlstandskrankheiten: Diabetes, hoher Blutdruck, Herz- und Gefäßleiden und Osteoporose. Der Mensch entwickelt sich so, wie die Lebensumstände es erlauben – und immer wird der leichteste Weg genommen.

Oder gibt es dazu noch andere Mitspieler? Eine Hypothese geht davon aus, dass unsere inneren Mitbewohner, die Bakterien im Darm, eine Rolle spielen. Man nennt sie auch Mikrobiota, und es gibt von ihnen unzählige, die regelmäßig mit dem Stuhl wieder ausgeschieden werden.

Bei Tieren in Gefangenschaft und Exposition mit Kot eines »Stubengesellen« wurde nachgewiesen, dass der Kot dicker Tiere, wenn er von untergewichtigen Tieren verzehrt wird, bei diesen zu einer Gewichtszunahme führt. Umgekehrt kann Kot von untergewichtigen Tieren bei dicken Artgenossen zu einer Gewichtsnormalisierung führen. Die Bakterien im Kot gelangen in den Verdauungstrakt, werden im Magen wenigstens teilweise zerstört und der Inhalt in Form von Botenstoffen in den Körper aufgenommen, um dort in den Stoffwechsel einzugreifen. Dies scheint mir der naheliegende Weg zu sein, da Bakterien wohl selbst nicht in den Körper eindringen. Ob das aber tatsächlich so ist und auch beim Menschen so funktioniert und um welche Botenstoffe es sich handelt, ist noch unbekannt und wird zurzeit im Rahmen der Stuhltransplantationsforschung analysiert. Es könnte die Diätindustrie revolutionieren – und gewiss gäbe es neutrale Verpackungen für diese Lösung.

Vor vielen Jahren bin ich einmal mit einer Hundebesitzerin spazieren gegangen. Ihr Welpe tat sich an Pferdeäpfeln gütlich, und ich erfuhr, dass gerade junge Hunde gewisse Darmbakterien benötigen würden für ihre eigene gute Darmflora. Meine Bekannte meinte, dass die Tiere einen Instinkt dafür hätten, was ihnen guttäte – in diesem Fall Pferdeäpfel. Und sagt man nicht auch: »An apple a day keeps the doctor away«?

Übrigens ging die Gewichtsnormalisierung bei den dicken Tieren auch mit einer Besserung des Zuckerstoffwechsels einher. Ob diese Besserung durch die Gewichtsabnahme bedingt ist oder durch die Bakterien, ist noch nicht geklärt.

Das Zucker steuernde Hormon Insulin wird vom Magen-Darm-Kanal über dort freigesetzte Vermittler, sogenannte Inkretine, kontrolliert. Durch Essen wird ihre Ausschüttung stimuliert; anschließend wird Insulin freigesetzt. Eine der Insulinwirkungen besteht in der verstärkten Aufnahme von Zucker in die Zellen, sodass der Blutzuckerspiegel sinkt. Wenn durch zu häufige Mahlzeiten oder Snacks – und die gehören häufig zu den Süßigkeiten, sind also Kohlenhydrate – zu viel Insulin freigesetzt wird, wehren sich die Zellen und lassen das Insulin nicht mehr ran. Deshalb sinkt trotz hohem Insulin der Blutzuckerspiegel nicht. Dies nennt man Insulinresistenz, und es ist die Hauptursache für Diabetes.

Auch das Fettgewebe wird vom Insulin beeinflusst: Es vermehrt sich. Der Mensch wird übergewichtig, was man vor allem an den Fettdepots des Bauchraumes sieht. Ein Taillenumfang ab 88 Zentimetern bei Frauen und 102 Zentimetern bei Männern zeigt Übergewicht an, unabhängig vom Gesamtgewicht. Wissenschaftlich korrekt berechnet man Übergewicht nach dem Body-Mass-Index (BMI), der beim Normalgewichtigen nicht mehr als 25 betragen soll. Im Internet finden Sie Tabellen für die Formel: Körpergewicht in Kilogramm geteilt durch Körpergröße zum Quadrat.

Das Fatale ist, dass die durch Übergewicht vermehrten Fettzellen großen Appetit, richtig Hunger haben und dazu die Brennstoffe aus dem Körper zum eigenen Überleben abziehen. Da das Fettgewebe einen Hauptanteil des Körpers ausmacht, wird viel abgezogen, darunter auch viele Kohlenhydrate. Leidtragend ist das Gehirn, weil es auf ständige Energiezufuhr angewiesen ist, es besitzt ja keine Energiespeicher. Im Gegensatz zur Muskulatur, einschließlich der des Herzens, und zum Fettgewebe kann das Gehirn nur mit Traubenzucker (Glukose) funktionieren. Obwohl das Gehirn lediglich 2 Prozent des Körpergewichts ausmacht, benötigt es mindestens 100 Gramm der aufgenommenen Glukose bei einer Gesamtaufnahmemenge von 200 Gramm täglich. Liegt Übergewicht vor, zieht das hungrige und allesfressende Fettgewebe diese Zuckerzufuhr weitgehend für sich ab. Das Gehirn kann sich jetzt nur helfen, indem es über das Hungergefühl eine gezielte Nahrungszufuhr erzwingt: Der Mensch verlangt nach Essen. Das Gehirn ist der Motor zur Energiesuche. Und wenn wir denken wollen, aber Hunger haben, sind wir unkonzentriert: Ein leerer Bauch studiert nicht gern.

Doch wenn wir zu viel gegessen haben, studiert er auch nicht gern, dann hält er lieber ein Nickerchen. Sie sehen, wie entscheidend unsere Nahrungsaufnahme für unser Denkvermögen ist! Mit kluger Ernährung leistet nicht nur der Körper mehr, sondern auch der Kopf! Wir laufen nicht nur schneller, sondern denken auch schneller. Das sollte man im Hinterkopf behalten, wenn der

Hunger ruft. Und was wir essen, das hat auch Auswirkungen darauf, wie wir die Nahrung verwerten, kurz: was hinten rauskommt. Also: Drei Hauptmahlzeiten täglich mit balancierter Zufuhr von Eiweiß, Kohlenhydraten und Fett; Süßigkeiten nur als Nachtisch; dafür reichlich Gemüse, Salat und frisches Obst. Viel trinken (mindestens drei Liter isotonischer Flüssigkeit). Bei Übergewicht die Zufuhr von Kohlenhydraten reduzieren. Die letzte Mahlzeit des Tages nicht zu spät einnehmen (am besten vor 18 Uhr). Auf ausreichend Bewegung achten.

IN DER SPRECHSTUNDE

Verstopfung

Der Darm ist ein sehr guter Schauspieler. Er kann hochdramatisch auftreten, ächzen, stöhnen, sich in Krämpfen winden und sogar sich aufblasen ... doch es ist oft viel heiße Luft, nichts Ernstes. Häufig kommt mir die schöne Aufgabe zu, meine Patienten zu beruhigen: alles normal. Ihre Unsicherheit liegt zum einen daran, dass in der Öffentlichkeit so wenig über die gesunde Funktionsweise des Darms gesprochen wird, zum anderen natürlich an dem Schreckgespenst Krebs.

Viele Annahmen rund um den Darm sind schlichtweg falsch. Ich weiß, dass zahlreiche Menschen glauben, dicke Leute hätten Verdauungsprobleme. Meiner Erfahrung nach haben beleibte Menschen in der Regel einen unkomplizierten Stuhlgang. Deshalb essen sie ja auch gern. Dünne Menschen leiden hingegen häufig an Verdauungsproblemen. Gewiss, das kann vielerlei Ursachen haben, vielleicht essen sie zu viel Gemüse, Salat und Obst, das führt auch zu Blähungen: Da die Fasern von gesunder Kost nicht verdaut werden können, stürzen sich die ebenfalls im Darm verbleibenden Bakterien darauf, verzehren sie zumindest teilweise und produzieren dabei Gas. Auch eine Lactose-Intoleranz kann die Ursache für

Darmprobleme sein – diese Themen werden wir später noch genauer betrachten.

»Was kann ich für Sie tun?«, fragte ich Frau Müller, eine 45-jährige Buchhalterin, die zum ersten Mal bei mir war.

»Also, ich weiß ja nicht, ob das normal ist«, sagte sie. So beginnen viele Patienten, wenn sie nicht aufdringlich sein möchten und ein bisschen Sorge haben, den Arzt wegen einer Bagatelle zu bemühen. Doch die Angst ist größer, dass da was sein könnte. Sie haben ja nur ihre Welt der Befindlichkeiten. Idealerweise soll ich als Fachmann sie mit einer harmlosen Diagnose beruhigen.

»Es kommt mir komisch vor«, fuhr Frau Müller fort. »Es ist nämlich so, dass ... Also mein Mann ...«

»Ja«, sagte ich freundlich.

»Mein Mann, der hat täglich Stuhlgang. Manchmal zweimal, morgens und abends. Aber bei mir ... Also bei mir ist das anders, ehrlich gesagt habe ich manchmal zwei, drei Tage tote Hose. Auch schon mal vier Tage keinen Stuhlgang. Und jetzt habe ich mir gedacht ... also, da könnte doch was dahinterstecken. Das ist doch nicht normal?« Unsicher schaute sie mich an.

»Prinzipiell ist ein verstopfter Darm nicht unbedingt ein kranker Darm«, sagte ich. Sie riss die Augen auf; damit hatte sie nicht gerechnet. Aber Verstopfung ist meistens wirklich kein schwerwiegendes Problem, auch wenn es sich für die Patienten so anfühlen mag. Besorgniserregend ist eher Durchfall, der von manchen in seiner leichten Form ganz gern gesehen wird, weil er angeblich schlank macht – eine gefährliche Fehleinschätzung. Sehr selten basiert Verstopfung auf einem Tumor.

»Aber es fühlt sich nicht gut an«, insistierte Frau Müller. »Das ist kein schönes Körpergefühl, so dick, aufgebläht, hart, unförmig. Und man nimmt doch auch zu, oder?«

Ich betrachtete sie genauer und sah, dass sie vermutlich großen Wert auf ihr Äußeres legte. Sie war schlank und hatte viel Sorgfalt auf ihre Kleidung und ihr dezentes Make-up verwendet.

»Nein, bei Obstipation, also Verstopfung, nimmt man nicht zu. Das Essen befindet sich ja nicht mehr im oberen Magen-Darm-Kanal, also dort, wo die Dinge »anschlagen«. Alles, was gebraucht wird, ist zu diesem Zeitpunkt längst verwertet. Allein die Reste liegen im Darm, und das sind nur noch Fasern, die keine Rolle bei der Energiegewinnung spielen. Fasern und Bakterien machen nicht dick.«

»Ach so?«

»Ja. Sie brauchen sich keine Sorgen zu machen, durch Stuhlverhalt im Darm wird man nicht dick, zumal wir ja hier von circa 250 Gramm pro Entleerung sprechen.«

»Also sind das bei mir 750 Gramm in drei Tagen«, rechnete die Buchhalterin.

»Dick ist was anderes«, korrigierte ich.

»Und was soll ich jetzt machen?«

»Entweder nichts, oder Sie unterstützen Ihre Verdauung.«

»Aber Abführmittel sind doch schädlich! Wissen Sie, ich bin prinzipiell gegen Chemie.«

Natürlich wusste ich, was Frau Müller meinte, doch Fakt ist, dass wir Menschen aus Chemie bestehen. Wer gegen Chemie ist, ist gegen sich selbst. Aber gewiss legte diese Patientin keinen Wert auf eine Chemiestunde. Sie wollte eine Lösung für ihr Problem. Und sie wollte das Problem verstehen, was mir gut gefiel. Ich möchte nicht irgendetwas verordnen, sondern gemeinsam mit dem Patienten eine genau für ihn passende Lösung finden.

Während Patienten früher meistens, ohne Fragen zu stellen, Rezepte entgegennahmen und alles brav schluckten, sind sie heute anspruchsvoller. Ich erkläre stets gern, warum ich welche Therapie vorschlage, manchmal ergibt sich im Gespräch dann noch eine Alternative, wenn Patienten plötzlich einen neuen Aspekt beisteuern. Was Abführmittel betrifft, so hat sich die Meinung in der Wissenschaft ins Gegenteil verkehrt. Während man früher vor Abführmitteln warnte und dazu riet, eher Hausmitteln aus der Natur zu vertrauen, weiß man heute, dass sie den Darm nicht schädigen. Nur bei Sennesblätter-Präparaten wäre ich vorsichtig, da sie über einen Kaliumsalz-Verlust einen schlaffen Darm bewirken und in hoher Dosis den Darm auch braun verfärben können. Die Wirkweise herkömmlicher Abführmittel beruht auf zwei Prinzipien, die den Stuhl weicher und voluminöser machen und so den Darm aktivieren, damit die Verdauung schneller vonstattengeht. Zum einen wird über im Darm verbleibende Substanzen wie beispielsweise Lactulose – ein nicht in den Körper aufnehmbarer Zucker – Wasser aus dem Gewebe in den Darm gezogen. Das Volumen des Stuhls wird erhöht und dadurch die Passage beschleunigt. Denn Druck erzeugt Gegendruck. Der Darm bekommt im wahrsten Sinn des Wortes Druck, will sich aber nicht noch weiter ausdehnen und treibt den Stuhl schließlich aus. Zum anderen werden Mittel eingesetzt, um die Mobilität des Darms zu fördern. Sie sind stärker wirksam als die Quellmittel und treiben die Muskulatur im Darm an – mit dem Nachteil, dass sie zu Krämpfen führen können. Denn der Darm ist so einen Stress nicht gewohnt, er liegt faul rum und kriegt jetzt quasi ein Aufputschmittel verpasst, damit er mal in die Gänge kommt. Das zwickt und zwackt und drückt. Und plötzlich scheint er zu explodieren – der Stuhl muss ganz schnell raus, ist nicht mehr kontrollierbar. Es bleibt kaum Zeit, eine Toilette aufzusuchen, sonst gibt es ein Desaster – und man muss womöglich noch sehr lange sitzen bleiben. Vermutlich spricht man deshalb von Sitzungen, denn das kennt man ja auch aus dem Berufsleben: Es dauert schier endlos.

Prinzipiell gilt bei Verstopfung: Viel trinken! Und gern Quellmittel nutzen wie beispielsweise Weizenkleie oder Haferflocken. Auch Flohsamen sind gut wirksam. Und bitte nicht nur von Fast Food ernähren, sonst fehlen die Ballaststoffe – ohne Fasern kein geschmeidiger Stuhl.

Unvergessen ist mir eine Patientin, die mir berichtete:
»Ich habe keinen Stuhlgang.«
Ein medizinisches Wunder? Auf Nachfragen erfuhr ich, dass sie lediglich mithilfe von Abführmitteln zur Toilette konnte. Sie

machte sich schreckliche Sorgen, abführmittelsüchtig zu sein. Ich konnte sie beruhigen. Sie hatte nun mal einen trägen Darm, medizinisch nennen wir das habituelle Obstipation. Das bedeutet, es gehört zur individuellen Ausstattung als Mensch, da kann man nichts dafür. Ein träger Darm lässt sich auch mit vielen guten Tipps wie zum Beispiel Massagen oder Yoga nur ein bisschen in Schwung bringen, während andere auf solche Behandlungen sehr schnell anspringen würden. Viele Patienten mit trägem Darm berichteten mir allerdings von guter Erfahrung bei Bewegung, idealerweise Nordic Walking oder Jogging. Wenn der Körper bewegt wird, bewegt sich auch der Darm, und vielleicht auch durch die Erschütterungen will der Stuhl raus.

In seltenen Fällen ist er allerdings mechanisch blockiert. Zum Beispiel, wenn sich das weibliche Becken nach mehreren Geburten gesenkt hat. Dann ist die Anatomie so verändert, dass die Beckenbodenmuskulatur ausleiert und der Abschnitt des Unterleibs, der After und Harnröhre umschließt, nach unten drängt. Das kann sowohl die Stuhlentleerung als auch das Wasserlassen behindern. Oft geschieht aber auch das Gegenteil: Die Schließmuskeln sind zu schwach. So kann es zur Harninkontinenz und eventuell sogar zu Stuhlinkontinenz kommen. Das ist natürlich extrem unangenehm und kann auch bei Hämorrhoiden passieren. Manchmal hilft eine Operation. Aber auch kaltes Wasser kann Besserung bringen, da sich das Gewebe dann wieder zusammenzieht. Was die Darmhygiene betrifft, sind viele südliche Länder im Vorteil, bei denen ganz selbstverständlich ein Bidet im Badezimmer verbaut ist. Aber die gute alte Dusche tut's auch, in diesem und im nächsten Fall:

Hämorrhoiden
Die Mitarbeiterinnen in meiner Praxis kennen das: Ein Patient hält sich für einen Notfall, denn das Schlimmste ist geschehen: »Herr Doktor, ich habe Blut im Stuhl!« Bekümmert schaute mich Herr

Huber an. Unter seinen Augen wälzte sich eine schlaflose Nacht in lilafarbenen Tränensäcken. Ich hatte Mitgefühl mit ihm und einen Verdacht. »Blut im Stuhl« – das steht in meiner Kartei bei sehr vielen Patienten und beunruhigt mich auf den ersten Blick überhaupt nicht. Anders als Herrn Huber. Er war 53 Jahre alt und sehr besorgt: »Vorgestern früh hat es angefangen. Es war schrecklich. Nach der Verdauung habe ich mich abgewischt«, unbewusst vollführte er eine leichte Bewegung, die das abbildete. »Und dann …« Er seufzte schwer. »Blut! Ich wische noch mal. Mehr Blut. Sie können sich wahrscheinlich vorstellen, dass mir jetzt die Düse geht.«

Ich nickte.

»Ich weiß schon, dass das nicht unbedingt schlimm sein muss, das hat mir Ihre Mitarbeiterin am Telefon gesagt. Ich wäre ja am liebsten sofort gekommen. Aber mit Krankheiten und so, da bin ich empfindlich. Und man weiß ja Bescheid. Das liest man doch überall. Keine Schmerzen, aber Blut, und drei Monate später …« Er klatschte in die Hände. »Finito.«

»Ja, Blut im Darm ist kein gutes Zeichen«, bestätigte ich und fuhr fort: »Aber das Blut, das Sie meinen, würden Sie gar nicht sehen. Es geht um das versteckte Blut, wir nennen es okkultes Blut. Das kann ein Zeichen für einen Tumor sein, weil er stetig ein bisschen Blut abgibt und sich das dann mit dem Stuhl mischt. Diesem mit dem bloßen Auge nicht sichtbaren Blut kommt man bei einem Stuhltest auf die Spur. Vielleicht haben Sie schon mal ein Briefchen mit Teststreifen von einem Kollegen bekommen?«

Herr Huber nickte. »Von meinem früheren Hausarzt. Bei der Vorsorgeuntersuchung.«

Ich fragte nach, um ihn zu beruhigen: »Helles Blut hingegen, und es war doch hell?«

»Knallrot, Herr Doktor. Eigentlich 'ne schöne Farbe. Also, wenn man mal vergisst, was es ist.«

»Helles Blut ist ein häufiges Anzeichen für Hämorrhoiden.«

»O jemine.« Herr Huber verzog das Gesicht, wirkte aber sehr erleichtert.

»Für Hämorrhoiden ist eigentlich der Proktologe der richtige Ansprechpartner. Juckt es denn?«

»Nein. Obwohl. Wenn Sie mich jetzt so direkt fragen. Also ja. Manchmal. Doch. Ja, es juckt.«

»Hämorrhoiden jucken und nässen auch gelegentlich.« Ich schaue auf die Patientenkarte. Nein, Herr Huber war kein Lkw-Fahrer. Seit ich eine Weile in den USA arbeitete, habe ich eine Querverbindung aufgebaut. In den Staaten habe ich sehr viel Werbung für Mittel gegen Hämorrhoiden gesehen. Die Protagonisten waren immer Lastwagenfahrer, die begeistert eine bestimmte Salbe oder ein Zäpfchen anpriesen. Herr Huber arbeitete als Filialleiter eines Supermarkts. Fast ohne Zusammenhang schoss es mir durch den Kopf, dass er dabei – wenn schon nicht nah, so doch fern – mit Lastwagen zu tun hatte. Auch deutsche Berufskraftfahrer leiden häufig an Hämorrhoiden, aber ehrlich gesagt trifft es viele Berufsgruppen und auch Rentner. Hämorrhoiden sind unter der Schleimhaut liegende Gefäßgeflechte. Wenn man viel sitzt, verursacht das ständigen Druck, sie schwellen an und werden dicker. Ist der Stuhl zudem hart, reißen sie auf und bluten. Manchmal wölben sie sich auch nach unten vor, also nach draußen. Man kann sie als kleine Knötchen gut ertasten.

Natürlich ist das nicht gerade beruhigend, kleine Knoten am After und harter Stuhl und Blut. Hämorrhoiden sind allerdings sehr gut behandelbar. Männer lernen in der proktologischen Praxis ein bisschen Frauenheilkunde kennen, denn zur Untersuchung nehmen sie auf einem gynäkologischen Stuhl (ja, schon wieder ein Stuhl) Platz. Bei der Mehrzahl der Patienten können die Hämorrhoiden mit einer alkoholischen Lösung, die injiziert wird, verödet werden. In schwereren Fällen saugt Arzt oder Ärztin den Hämorrhoidalknoten mit einem Spezialinstrument an und legt ein Gummiband herum. In dem abgebundenen Hämorrhoidalknoten bildet sich zuerst ein Blutgerinnsel. In den folgenden Tagen stirbt der abgeschnürte Knoten und fällt ab. Drum herum bildet sich ein Blutgerinnsel, das der Körper mit der Zeit entsorgt. Hämorrhoiden können sehr groß werden und lugen dann wie ein kleiner Blumenkohl, den an dieser Stelle keiner haben will, nach draußen. Hinzu kommt, dass oft etwas Stuhl herauskleckert und schmiert. Es ist keine richtige Stuhlinkontinenz, aber durch die Hämorrhoiden kann der Schließmuskel nicht mehr richtig abdichten. Das kann auch eine Operation erforderlich machen.

Wenn Frauen an Hämorrhoiden leiden, erkundige ich mich, ob sie Kinder haben. Durch Schwangerschaften und den damit einhergehenden hohen Druck im Bauch können die Umgehungskreisläufe aussacken und sich mit Blut füllen – so entstehen die beschriebenen arteriellen Gefäßgeflechte. Frauen sollten wissen, dass Hämorrhoiden zu Blasenentzündungen führen können. Diese werden meist durch Kolibakterien verursacht, oft vom eigenen Stuhl. Wenn eine leichte Undichtigkeit vorliegt, kann es geschehen, dass die Erreger vom Darm in die ableitenden Harnwege wandern. Deshalb ist die richtige Hygiene so wichtig: Immer von vorne nach hinten wischen!

Prinzipiell sollte man bei den Sitzungen vom Pressen absehen, vor allem, wenn man zu Hämorrhoiden neigt. Und man sollte die Toilette nicht als Lesesessel missbrauchen; je kürzer man sich dort aufhält, desto besser. Bei kleckerndem Stuhl empfiehlt sich vorsichtiges Säubern mit kaltem Wasser. Warmes Wasser würde die Muskeln entspannen, der After sollte aber gut schließen, nicht gechillt herumhängen!

DAS CHEMIEUNTERNEHMEN LEBER

Als junger Erwachsener konnte ich mich schwer entscheiden, ob ich Medizin oder Chemie studieren sollte. Beides faszinierte mich gleichermaßen – und so wählte ich schon während meines Medizinstudiums eine Doktorarbeit in der Biochemie. Vor allem die molekularen Zusammenhänge in unserem Organismus interessierten mich. Wie funktioniert dieses wunderbare Gefüge? Ist es Zufall oder konstruiert? Gewiss ist es ein Wunder, wenn ein Mensch aus einem halben Chromosomensatz von Vater und Mutter zusammengesetzt wird und alle Vorrichtungen zum Wachsen schon eingebaut oder von der Mutter zur Verfügung gestellt werden.

Der Leber fühle ich mich ganz besonders verbunden. Vor vielen Jahren war ihr Fettstoffwechsel Thema meiner Doktorarbeit. Die Leber ist quasi ein industrielles Chemieunternehmen, sie produziert jedoch nicht Soda oder Nylon, sondern Gallensäuren. Für die Energiegewinnung des Körpers spielt dieses Organ eine zentrale Rolle, wenngleich viele in der Leber eine Spaßbremse sehen, denn sind es nicht die Leberwerte, die den ungetrübten Alkoholkonsum vergällen?

Bis heute ist der Tausendsassa Leber ein geheimnisvolles Organ. Wir wissen zwar eine Menge über sie, doch noch lange nicht alles! Von außen betrachtet käme man nicht im Traum auf die Idee, welche Leistungen in den inneren Werkhallen dieser zwei eher unscheinbaren Lappen mit einem Gewicht von circa 1,5 Kilogramm vollbracht werden. Man sieht vielleicht gerade mal die Lastkähne, die pausenlos Rohstoffe von den Zulieferfirmen herbeitransportieren. Die Zulieferer haben ihren Firmensitz alle im Darm. Hier wird unsere Nahrung wie zuvor beschrieben in ihre Einzelteile zerlegt, hier beginnt der Stoffwechsel. Anschießend werden sie dann zur Leber gefahren, sprich geschwemmt: mit Lastkähnen auf dem Blutstrom der Pfortader.

In den Fabrikationsanlagen der Leber werden sie wieder in gebrauchsfähige Fertigprodukte verwandelt: Fette aller Art werden für den Gebrauch produziert und auf Eiweißtransporter geladen, um den Organismus zu versorgen. Für den Eigenbedarf der Leber zur Baustein- und Energieversorgung werden einige der Fette zurückgehalten. Überschüssige Fette können vorübergehend auch gelagert werden.

Eine lebereigene Produktion von Gallensäuren für die Fettaufnahme im Darm muss immer gewährleistet sein. Wie vorher bei der Beschreibung des biologischen Kraftwerks erklärt, brauchen wir sie als seifenähnliche Hilfsstoffe zur Schaumbildung mit den Fetten aus der Nahrung, eine Voraussetzung für deren Aufnahme in den Körper. Nach Gebrauch im Darm werden sie am Ende des Dünndarms recycelt, da sie meist noch gut sind und ihre Herstellung technisch schwierig und mit Energieverbrauch verbunden ist. Dennoch gehen einige verloren oder verschleißen. Deshalb muss die Leber sie neu synthetisieren. Dazu ist der Zufluss von Cholesterin erforderlich. Dieses kann auch aus der Nahrung über den Darm zugeführt werden. Notfalls, das heißt, wenn der Cholesterinbedarf für die Reparatur von Zellwänden zu hoch ist, kann die Leber Cholesterin in ihrem hauseigenen »Labor« aber auch selbst herstellen.

Dort werden zudem die nicht mehr benötigten Medikamente und eventuell vorhandene Gifte, wie zum Beispiel das von den Darmbakterien abgegebene Ammoniak, entsorgt. Den Bauplan mit der engen Verbindung der Leber zu den Gallenwegen könnte man mit einem Abwassersystem der chemischen Werkshallen vergleichen. Bloß dient dieses Drainagesystem nicht nur der Entsorgung von Abfall, sondern auch der Zulieferung der Gallensäuren über die Gallenwege in den Darm.

Die Natur hat eine einfache Strategie, um Galle in den Darm fließen zu lassen: Die Gallensäuren werden mit einer Pumpe aktiv in die Galle abgegeben. Dort ziehen sie aus der Leber viel Wasser ab. Dadurch baut sich ein Druckgefälle nach außen auf, und die Galle kann in den Darm fließen. Die zwischen Leber und Darm liegende Gallenblase ist mit einem Hafen vergleichbar, in dem die Gallensäuren so lange warten, bis das ankommende Nahrungsfett im Zwölffingerdarm einläuft. Auf demselben Weg wird das später beschriebene Schleimfett Lecithin über die Galle in den Darm ausgeschieden. Das Gallenwegsystem dient also der Kommunikation zum Darm und als Kanalisation für nicht mehr benötigte Abfallprodukte, zum Beispiel für ausgedienten roten Blutfarbstoff. Rote Blutkörperchen leben 90 Tage. Ihr Leichnam wird in der Milz entsorgt. Aus dem roten Blutfarbstoff wird das Eisen herausgebrochen und zur Wiederverwendung in neu hergestellten roten Blutkörperchen bereitgestellt. Der Rest des Blutfarbstoffs ist nun gelb und heißt Bilirubin. Auf Eiweiß-Lastkähnen, bestehend aus Albumin, wird es zur Leber verschifft und abgeladen. Als Nächstes muss Bilirubin von der Chemieabteilung in eine wasserlösliche Verbindung umgebaut werden. Teilweise wird es mit der Galle in den Darm ausgeschieden und ist nach weiterer Verdauung durch die Darmbakterien verantwortlich für die braune Farbe des Stuhls. Er kann aber auch von der Leber selbst oder von den Gallenkanälen zurück ins Blut abgegeben und im Urin ausgeschieden werden, was diesem die gelbe Farbe verleiht. Wenn die Leber es nicht schafft, das Bilirubin auszuscheiden, zum Beispiel bei Leberschwäche oder einem Verschluss der Gallenwege, steigt es im Blut an, und es entsteht eine Gelbsucht. Dann entfärbt sich der braune Stuhl und wird weißlich, da der Gallefarbstoff fehlt. Wir sprechen vom acholischen Stuhl, ein Begriff aus dem Griechischen, der

»Stuhl ohne Galle« meint. Jetzt muss das wasserlösliche Bilirubin aus der Leber über die Nieren in den Urin ausweichen, und die gelbe Farbe weicht einer braunen: Der Urin erinnert an Altbier. Da auch die Gallensäuren nicht mehr ausgeschieden werden, bleiben sie im Körper und erzeugen in der Haut Juckreiz.

Die Produktion von Eiweiß aus Aminosäuren, die auch von den Lastkähnen aus dem Darm herangeschafft werden, ist eine weitere Mammutaufgabe der Leber. Und es werden sogar Gerinnungsfaktoren von der Leber fabriziert. Sie sorgen dafür, dass es bei einer Verletzung zur Blutstillung kommt. Dazu wird mithilfe der Gerinnungsfaktoren ein Blutgerinnsel produziert. Dieses verschließt das Blutgefäß und stoppt die Blutung. Interessanterweise hat die Leber ein Faible für Blutgerinnungsfaktoren, die Vitamin K benötigen. Wie alle Vitamine – lebensnotwendige kleine Substanzen, die der Körper selbst nicht herstellen kann – muss auch dieses Vitamin mit der Nahrung aufgenommen werden, zum Beispiel durch Gemüse und Obst. Auch das gerade erwähnte Transportschiff Albumin wird in der Leber aus Aminosäuren hergestellt. Es ist das Haupteiweiß im Blut, das neben dem Bilirubin für den Transport aller nicht wasserlöslichen Substanzen im Blut verantwortlich ist und damit die Logistik übernimmt. Ich glaube, es braucht keine weiteren Beweise mehr dafür, dass es die Leber mit einer Chemiefabrik aufnehmen kann. Darüber hinaus verfügt sie auch noch über eine enorme Speicherkapazität. Der vom Darm angelieferte Traubenzucker kann kurzfristig in Form von Stärke im Leberdepot gelagert werden, bis er von den Organen angefordert wird. Auch dieser Aspekt des Stoffwechsels wird von Botenstoffen, also Hormonen wie Insulin, gesteuert. Sie haben in der Leber Andockstellen und werden dort auch repariert oder bei Verschleiß entsorgt.

Gewiss verstehen Sie jetzt meine große Faszination für diese auf den ersten Blick so unscheinbaren Lappen. Von Anfang an waren die Fette als Struktur- und Funktionsbausteine das Thema meines wissenschaftlichen Lebens. Zwei Jahre lang lebte ich mit meiner damaligen Freundin und späteren Frau in New York City und arbeitete am *Mount Sinai Hospital*. Diese Metropole und die Arbeit dort waren für uns beide das Schönste und Wuchtigste, was wir je erlebt hatten. Wir liebten diese junge, bunte und unkomplizierte Stadt, die mich immer wieder an meine Heimat Köln erinnerte. Das damalige Forschungsthema war – wie sollte es anders sein! – die Leber. Ich wollte herausfinden, wie der gelbe Blutfarbstoff Bilirubin in die Leberzelle aufgenommen wird, und beschäftigte mich zudem mit dem Stoffwechsel und der Funktion der Körperfette. Während die gesamte wissenschaftliche Welt damals glaubte, dass Fettsäuren einfach unkontrolliert von den Zellen verschluckt werden, konnte ich nachweisen, dass dieser Prozess durch einen bestimmten Transport-Eiweißkomplex vermittelt wird und kontrolliert erfolgt. Sonst wäre zu viel Fettsäureaufnahme gefährlich für die Zelle. Zudem konnte ich weitere, bis dahin unbekannte Zusammenhänge entdecken. Meine Wissenschaft wurde im Rahmen des Leibniz Programms der Deutschen Forschungsgemeinschaft geehrt und gefördert. Man kann also sagen, dass die Leber mein wissenschaftliches Leben geprägt hat!

Mein Berufsleben habe ich meinen Patienten gewidmet. Vom Dienst als Krankenpflegehelfer im Jahre 1969 bis heute bin ich kranken Menschen verbunden. Ich möchte immer den Menschen im Blick behalten, auch wenn ich eine Krankheit behandle. Denn dieser Blick auf den Menschen ermöglicht es oft erst, die richtige Therapie für diesen einzigartigen Patienten zu finden.

GANZHEITLICHE MEDIZIN GUCKT IN DIE RÖHRE?

Als ich 1994 als Chefarzt für Innere Medizin an die Uniklinik in Heidelberg berufen wurde, war es wie ein Nachhausekommen, denn das Krankenhaus hieß Ludolf-Krehl-Klinik, nach dem 1861 geborenen Internisten, Kardiologen und Pathologen. Albrecht Ludolf Krehl hat ein ganzheitliches Bild des Patienten wissenschaftlich beschrieben und von seinen Mitarbeitern eingefordert. An meinem neuen Arbeitsplatz wurden Patienten mit internistischen Erkrankungen unterschiedlichen Schweregrades behandelt. Die Studierenden und Assistenten lernten von Beginn an alle Aspekte ihres späteren Berufslebens in Bezug auf die Vielfalt der Krankheiten und deren Management kennen. Heute ist das Gesundheitssystem leider mehr auf Profitmaximierung ausgelegt, und der Patient als kranker Mensch bleibt dabei nicht selten auf der Strecke. Überspitzt gesagt: Statt Krankengymnastik wird ein künstliches Hüftgelenk eingesetzt. Ich würde mir wünschen, wir könnten das Rad der Zeit in manchen Bereichen zurückdrehen und uns auf das Essenzielle in unserem Leben konzentrieren: gegenseitige Hilfe, Solidarität, die Besinnung auf unsere humanistischen Werte. Für uns Mediziner bedeutete das ein bisschen mehr Samariter-Einstellung. Wir sollten uns auf die Optimierung der Lebensqualität für die Patienten besinnen, anstatt auf die eigene finanzielle Optimierung. Diese ist heutzutage auf manchen Gebieten relativ leicht zu gewinnen. Die Gastroenterologie gehört dazu, denn auch hier kommen teure Gerätschaften zum Einsatz. Während eine – ich möchte fast schreiben, altertümliche – manuelle Untersuchung von den Krankenkassen eher sparsam vergütet wird, spült die Apparatemedizin großzügig Geld in eine Praxis. Kein Wunder, dass die Maschinen so oft zum Einsatz kommen, auch wenn manche Diagnose ebenso gut durch eine manuelle Untersuchung gestellt werden könnte. Kurioserweise stößt sie bei manchem jüngeren Patienten schon fast auf Misstrauen nach dem Motto: Ein Arzt fasst mich an? Kann sich der keine Computer leisten? In einigen Praxen hat es tatsächlich den Anschein, als wären Ärzte ihren Maschinen zugewandter als ihren Patienten. Leider gilt auch andersherum, dass Patienten mehr den Maschinen als den Medizinern vertrauen. Das ist ein fataler Irrtum; Technik, so unverzichtbar und segensreich sie ist, wird meiner Meinung nach häufig zu schnell ins Feld geführt.

»Ich habe Bauchschmerzen«, meldet der Patient. Der Arzt verordnet »zur Sicherheit, damit wir auch wirklich nichts übersehen«, eine Magenspiegelung. »Und wenn wir gerade dabei sind, machen wir doch auch noch eine Darmspiegelung, sicher ist sicher.«

Der Patient, der – so würde meine Diagnose lauten – an einer harmlosen Magenschleimhautentzündung leidet, die – so würde meine Therapie lauten – mit dreitägiger Schonkost auskuriert wäre, hat ein gutes Gefühl bei dieser Rundum-Vorsorge, die von der Krankenkasse bezahlt wird und ihm, wenn alles zu seiner Zufriedenheit verläuft, so etwas wie einen Gesundheitspass ausstellt.

Manche meiner Kollegen verschanzen sich geradezu hinter ihren Computern und erwecken den Eindruck, Patienten zu meiden. Haben sie etwa Angst vor ihnen?

Ich habe viele meiner Patienten regelrecht ins Herz geschlossen, vor allem, wenn ich sie seit Jahren begleite. Und auch im vierten Jahr nach meinem Ruhestand als ärztlicher Leiter der Universitätsklinik habe ich sehr viel zu tun, nicht nur als Forscher, sondern auch in der Betreuung meiner Patienten. Unter anderem kümmere ich mich intensiv um Menschen, die an den sehr seltenen Stoffwechselstörungen der Eisenüberladung (Hämochromatose) oder der Kupferüberladung (Morbus Wilson) leiden. Mein großes Ziel als Forscher ist es, das Geheimnis der Entzündung von Darm, Leber und Gallenwegen aufzuklären und einen Beitrag zur Behandlung dieser Erkrankungen zu leisten.

Unvergessen ist mir ein Führungskräfteseminar in der Klinik kurz vor meinem Abschied. Die Abteilungsleiter sollten jene Qualitäten nennen, auf die es in ihren Positionen maßgeblich ankam. »Bescheidenheit«, sagte ich und erntete irritierte Blicke. Beim Resümee weigerten sich manche Kollegen, diesen Begriff überhaupt mit aufzunehmen. Vielleicht gehöre ich zu einer aussterbenden Spezies? Nicht selten höre ich in meiner Praxis: »Ach, Sie untersuchen noch selbst?« Und dann: »Wissen Sie, wann mich zuletzt ein Arzt angefasst, also wirklich gründlich untersucht hat?«

Magen-Darm-Spiegelungen scheinen fast ein Hobby von einigen Gastroenterologen zu sein. Das liegt an den Vorsorgeuntersuchungen. Eine dazu empfohlene Dickdarmspiegelung (Coloskopie) wird ab dem 55. Lebensjahr bei Frauen und ab dem 50. Lebensjahr bei Männern, auch wenn keine Beschwerden vorliegen, kostenfrei angeboten. In diesem Rahmen werden Coloskopien außerhalb des zugestandenen Budgets für die Ärzte großzügig sondervergütet. Die Patienten freuen sich darüber, denn so glauben sie, dem Schreckgespenst Darmkrebs von der Schippe zu springen – und sie haben recht: Der Dickdarmkrebs ist in den letzten Jahren tatsächlich zurückgegangen, da bei der Spiegelung Polypen, aus denen ein Krebs wachsen könnte, frühzeitig abgetragen werden. So wurden Tausende Leben in Deutschland gerettet! Eine vorbildliche Aktion zur Krebsbekämpfung, ein großartiger Einsatz an breiter Front der Apparatemedizin. Doch er verdrängt, fast wie ein Krebsgeschwür, andere Therapien, für die immer weniger Platz ist im Organismus mancher Praxis.

Es ist keine Seltenheit, wenn ein endoskopisch tätiger Arzt sozusagen in die Röhre schaut und 15 bis 25 Coloskopien am Tag durchführt. Der Nachteil ist, dass das übrige Fachgebiet zurückstehen muss. Obwohl man durch Befragung, Untersuchung, Labor und Sonografie ein Gesamtbild des Patienten und seiner Erkrankung zeichnen kann, wird dies finanziell nicht gut honoriert. Die »sprechende« Medizin ist zum Stiefkind geworden. Es gibt immer weniger Fachleute mit Erfahrung. Dadurch rückten auch die Erkrankungen des Darms und seiner Anhangdrüsen in den Schatten der Medizin. Hier fehlt oft die Fachkenntnis behandelnder Ärzte. Auch in der Forschung fällt die Gastroenterologie im Vergleich zu anderen Disziplinen zurück. Als die Endoskopie noch nicht so weit entwickelt war, vertraten die Gastroenterologen fast die gesamte Innere Medizin: Ernährung, Stoffwechsel, Lebererkrankungen, Tumore, Infektionskrankheiten, Motilität, funktionelle Störungen, Pharmakologie, Toxikologie und Notfallmedizin. Heute ist das Fach aufgesplittert in Einzeldisziplinen. Generalisten, die eine ganzheitliche Medizin vertreten, sind quasi ausgestorben. Dafür brillieren die Spezialisten mit fundiertem Wissen in ihrer jeweiligen Nische. Das ist einerseits ein Vorteil für den Patienten durch das Diagnostik- und Therapieangebot. Es kann aber auch ein Nachteil sein, weil ein Spezialist in der Regel nicht über den eigenen Tellerrand blickt. Noch dramatischer erscheint mir der Verlust einer guten Gesprächskultur zwischen Arzt und Patient. Im Gespräch lernt man sich kennen. Der Patient fasst Vertrauen zum Arzt. Wir wissen aus der Psychoneuroimmunologie, wie wichtig das für die Ankurbelung der Selbstheilungskräfte ist. Bei einem Patienten, der sich bei seinem Arzt gut aufgehoben fühlt, zeigt die Therapie bessere Ergebnisse. Die Psychoneuroimmunologie erforscht die Wechselwirkungen von Körper und Seele. Während sie in meinem Studium kaum thematisiert wurde, nimmt sie heute einen immer größeren Stellenwert ein. Menschen sind keine Maschinen! Und deshalb ist auch die Anamnese – und damit das Gespräch – von enormer Bedeutung.

Kennen Sie das: Eine Arzthelferin – pardon, medizinische Fachangestellte – ruft Sie auf, begleitet Sie in ein Sprechzimmer, sagt »Machen Sie sich schon mal frei«, und dann sitzen Sie freigemacht und sitzen und sitzen und sitzen. Wenn Sie Glück haben, nur mit nacktem Arm. Wenn Sie Pech haben, splitterfasernackt oder beim Proktologen in einem Höschen mit Loch hinten, das Ihnen von einer Mitarbeiterin gereicht wurde. Endlich kommt ein Arzt. Grüßt kurz, schaut in den Computer, tippt etwas und macht sich vielleicht an ihrer freien Stelle zu schaffen oder ordnet aus der Ferne an: »Röntgen!«

Oder er fällt Ihnen ins Wort, wenn Sie – für seinen eng getakteten Zeitplan langatmig – zu erklären beginnen. Dabei gibt ein Patient im tastenden Suchen nach der richtigen Beschreibung für seine Schmerzen oft sehr wichtige Hinweise! Wir sollten nicht schneller werden, sondern langsamer – und hellhöriger. Gewiss, die Patienten sagen manchmal lustige Dinge. »Ich habe Magen«, höre ich oft, und damit ist fast immer der Bauch gemeint. Die Anatomie-Vorstellungen einiger Menschen sind kurios, aber dahinter könnte auch eine Fährte auf ein Ausstrahlen eines Schmerzes stehen, die zu einer passgenauen, wenn auch ungewöhnlichen Diagnose führt. Doch die scheint heute oft fertig formuliert zu sein, bevor der Patient sich ausführlich geäußert hat. Gewiss, es gibt Menschen, die können rasch auf den Punkt bringen, was sie vom Arzt erwarten. Es gibt aber auch andere, die sich schwertun, ihre Symptome in Worte zu fassen.

»Es tut eben weh.«
»Wo genau?«
»Überall.«
»Und wie?«
»Wie, wie?«
»Drückt es oder brennt es oder sticht es oder ist es eher ein dumpfer Schmerz?«
Pause.
»Wie gesagt, es tut weh.«

Es gibt auch Patienten, die einfach mal reden wollen. Und wenn sie die Praxis verlassen – ohne Rezept –, geht es ihnen spürbar besser, sie fühlen sich erleichtert. Ihr Immunsystem ist angekurbelt allein durch das Gefühl, gesehen, wahrgenommen worden zu sein. Was der Pharmaindustrie, die stets ihre neuesten, meist teuren und manchmal nebenwirkungslastigen Medikamente verkaufen will, nicht gefällt. Viele Ärzte werden, so befürchte ich manchmal, anfällig gegenüber Lockangeboten und lassen sich vielleicht von deren Reizen verführen. Darüber wird meiner Meinung nach nicht oft genug gesprochen und viel zu wenig aufgeklärt. Es ist und bleibt ein Reizthema – wie der Reizdarm.

REIZDARM-ALARM!

Reizdarm ist eine weitverbreitete Diagnose. Sie meint alles und nichts, und manchmal verstecken sich Kollegen hinter diesem vagen Begriff, wenn sie nicht weiterwissen oder Hemmungen haben, ihrem Patienten zu raten: Gehen Sie doch mal zur Psychologin.

Ein gereizter Darm ist kein kranker Darm, aber auch kein gesunder. Er hat schlechte Laune, ist aber nicht depressiv. Er motzt, bleibt aber einigermaßen höflich. Er stänkert, hört dann aber auch wieder auf. Er spinnt eben. Man weiß nicht, welche Laus ihm über die Leber gelaufen ist – also im Normalfall. Denn es gibt auch die Diagnose Reizdarm bei extrem schlimmen Beschwerden. Manche Menschen haben Dutzende von Arztbesuchen hinter sich, und am Ende sagt man ihnen: Sie haben halt einen Reizdarm. Das klingt wie: Sie haben nun mal O-Beine.

Was sollen sie jetzt tun? Viele probieren auf eigene Faust verschiedene Diäten. Oder autogenes Training, Yoga, Entspannungstechniken. Denn dass der Darm nicht nur ein Schlauch, sondern eng mit unserer Psyche verknüpft ist, ahnen wir nicht bloß, es ist auch wissenschaftlich erwiesen. Also alles nur Einbildung, und es gibt gar keinen Reizdarm, nur überreizte Nerven, die auf den Magen oder Bauch schlagen?

Der Reizdarm ist ein sehr komplexes Thema. Und gleichzeitig ein sensibles, denn tatsächlich spielt die Psyche oft eine große Rolle, was aber manche Patienten lieber gar nicht wissen wollen. Sich mit schmerzhaften Vorkommnissen, die im Unterbewusstsein verborgen sind, auseinanderzusetzen erscheint unangenehmer, als sich irgendwie mit dem Reizdarm abzufinden. An der Uniklinik in Heidelberg habe ich eng mit der psychosomatischen Abteilung zusammengearbeitet und war immer wieder erstaunt, wie oft den Reizdarm-Patienten in ihrer Kindheit oder auch später im Leben Schlimmes widerfahren ist. Ganz klar, nicht allen, aber vielen. Und auch wenn manches Jahrzehnte zurückliegt, so hat es doch Spuren hinterlassen – und die haben sich im Magen-Darm-Trakt manifestiert. Man sagt, die Augen seien Spiegel der Seele, doch der Bauch ist es ebenso.

Beschwerden, die den Reizdarm kennzeichnen, finden sich auch bei Erkrankungen, die eine fassbare Ursache haben. Oft werden sie zu Unrecht als Reizdarm bezeichnet. Deshalb sind die gründliche Anamnese und Begleitung der Patienten so wichtig. Nur so kann man erfolgreich nach den wahren Auslösern fahnden und sie dingfest machen. Reizdarm hat viele Gesichter, und häufig ist die Diagnose eine Ausschlussdiagnose, das heißt, sie wird gestellt, wenn alle Diagnosen »bearbeitet« sind und dennoch ein Beschwerdebild bleibt, das mit dem Darm in Verbindung steht, aber nicht in den Rahmen der bekannten Erkrankungen passt. Für mich kommt so etwas einer Niederlage gleich, und es dauert sehr, sehr lange, bis ich mich geschlagen gebe. Einer meiner Lehrer gab uns Studierenden mit auf den Weg: Wenn eine Krankheit nicht zu den bekannten Diagnosen passt, dann hat man vielleicht nicht lange genug gesucht. Überspitzt gesagt: Ein guter Arzt findet immer eine Diagnose. Tatsächlich ist es so, dass nicht alle Erkrankungen schon hinlänglich erforscht sind. Möglicherweise wird die Wissenschaft irgendwann erkennen, was dem Phänomen des Reizdarms zugrunde liegt. Im Folgenden beschreibe ich jene Erkrankungen, die oft als Reizdarm fehlgedeutet werden und deshalb ausgeschlossen werden sollen.

Nahrungsmittel-Allergien

So wie sich Allergien im Bronchialsystem als Asthma oder als harmloser Heuschnupfen an der Bindehaut des Auges und der Nasenschleimhaut bemerkbar machen, können auch am Dünndarm Allergien auftauchen. Meist klagen die Patienten dann über Bauchkrämpfe, Darmgeräusche, Durchfall und Gewichtsverlust. Es ist sehr schwer herauszufinden, um welche Nahrungsmittel es sich handelt. Am besten, aber schwer praktikabel, ist eine selektionierte Zufuhr von bestimmten Lebensmitteln. So könnte man mit Reis ohne alles beginnen, dann Fleisch, dann Fisch, dann Kartoffeln und so weiter. Die häufigsten Allergien beobachtet man bei Nüssen, Erdbeeren und Tomaten. Oftmals findet man jedoch kein allergenes Lebensmittel. Doch es gibt Linderung! Während bei Asthma Cortison inhaliert wird, können die Betroffenen es in diesem Fall oral zuführen. Es handelt sich um besondere Cortisonpräparate, die nur auf der äußeren Oberfläche der Bronchien oder der Schleimhautoberfläche des Darms wirken und nicht oder fast nicht vom Körper einverleibt werden. Wenn sie aus dem Darm aufgenommen werden, erfolgt ihre Elimination zu über 90 Prozent durch die Leber, sodass nur wenig im übrigen Organismus erscheint. Solche Cortisonpräparate heißen Budesonid, und sie unterdrücken den Ausbruch der Allergie.

Lactose-Intoleranz

Eine Lactose-Intoleranz ist eine weitverbreitete Anomalie des Stoffwechsels. Bei uns rechnet man mit mindestens 10 Prozent der Bevölkerung, während Asiaten noch sehr viel häufiger daran leiden. Bei dieser Störung reagiert der Körper auf Milchzucker.

Milchzucker besteht aus zwei aneinander gebundenen, verschiedenen Zuckermolekülen, dem Schleimzucker und dem Traubenzucker, die durch das Enzym Laktase an der Darmwand gespalten werden, um einzeln in den Körper aufgenommen werden zu können. Dieses Enzym fehlt bei den Betroffenen, sodass die im Inneren des Darms zurückgelassene Lactose von Milchzucker konsumierenden Bakterien zur Energiegewinnung aufgenommen wird. Dabei wird Milchsäure und daraus Gas (Methan, Wasserstoff und Kohlendioxid) produziert, das Blähungen hervorruft. Diese können sehr heftig sein. Der restliche Milchzucker im Darm zieht Wasser an, sodass der Stuhl weniger fest, ungeformt und bei Verzehr von zu viel Milchprodukten manchmal auch breiig-flüssig wird bis hin zum Durchfall. Zudem führt die gebildete Milchsäure zu einem sauren Milieu, das die Darmtätigkeit zusätzlich antreibt. Man könnte sagen: »Der Wind kommt vor dem Regen.«

Diagnostiziert wird die Lactose-Intoleranz durch einen Wasserstoff-Atemtest. Dabei gibt man 25 Gramm Lactose und prüft in regelmäßigen Abständen die Wasserstoffkonzentration in der Ausatemluft. Wie beschrieben, entstehen der Wasserstoff und die anderen Gase durch bakteriellen Abbau der nicht in den Körper aufgenommenen Lactose. Eine Lactose-Intoleranz ist meistens angeboren, was wir an Blähungen und Bauchschmerzen bei Säuglingen sehen, und kann bei Erwachsenen auch in einem Gentest nachgewiesen werden. Dennoch ist Stillen auf jeden Fall die beste Ernährung eines Säuglings. Bei größeren Kindern, Jugendlichen und Erwachsenen sollten als Therapie Milch und Milchprodukte weggelassen werden. Lactosefreie Milch und Milchprodukte sind erlaubt. Auch die Einnahme von Lactasetabletten bei Konsum von Milchprodukten hilft. Damit ist man laut Meinung vieler Wissenschaftler auf der sicheren Seite.

Der Verzehr von Milch und allen Milchprodukten wie Joghurt, Quark, Buttermilch, Käse, Käsekuchen, Schokolade, Eiscreme sowie süßer und saurer Sahne wird auch aus anderen Gründen durchaus kritisch beurteilt. Das Argument lautet, Milch sei primär von der Natur nur für Neugeborene vorgesehen, um das Wachstum zu fördern. Tatsächlich enthält Milch Wachstumsfaktoren in Form von genetischen Botenstoffen (miRNAs). Diese können im

Erwachsenenalter bei fehlendem Längenwachstum zur Gewichtszunahme bis hin zu Übergewicht führen und über einen angekurbelten Stoffwechselweg (mTOR-Signalweg) die Entstehung von Krebs und Demenz fördern. Dies wurde von meinem Kollegen Bodo Melnik in zahlreichen Abhandlungen beschrieben. Daneben können diese Botenstoffe noch weitere ungünstige Konstellationen bewirken, beispielsweise die Entwicklung von Osteoporose.

Nicht nur einmal haben meine Patienten schwer geseufzt, wenn ich die Zusammenhänge dargelegt habe, und dann kam immer derselbe Ausruf: »Aber mein Milchkaffee am Morgen!« Nun, das muss jeder für sich abwägen. Ich im Übrigen auch, wenngleich es bei mir der Parmesan auf der Pasta ist. Die Dosis macht das Gift.

Fructose-Unverträglichkeit

Neben einer sehr seltenen angeborenen Stoffwechselstörung, die bei Neugeborenen den Abbau von Fruchtzucker in der Leber verhindert, sodass es zu Unterzuckerung und Organschäden kommt, gibt es im Erwachsenenalter die häufige Fructose-Unverträglichkeit, bei welcher die Aufnahme des Fruchtzuckers aus dem Darm gestört ist.

Die Erkrankung ist seltener als die Lactose-Intoleranz, und eine Diät ist schwierig, da auf Obst und viele Gemüsearten verzichtet werden müsste, deren Vitamine wiederum von essenzieller Wichtigkeit für den Organismus sind. Auch der Verzehr von Zucker oder Honig ist problematisch, weil jeder Haushaltszucker aus einem Molekül Fruchtzucker und einem Molekül Traubenzucker zusammengesetzt ist. Bei Unverträglichkeit gelangt der nicht in den Körper aufgenommene Fruchtzucker in den Dickdarm, und die Bakterien produzieren Gas, das Blähungen erzeugt. Es kann auch unangenehm riechende Flatulenz entstehen. Dies ist ähnlich wie bei der Lactose-Intoleranz, und der Stuhl ist locker bis breiig. Der Nachweis erfolgt ebenfalls mit einem Wasserstoff-Atemtest nach Gabe von 25 Gramm Fructose. Betroffene sollten Obst und Zucker meiden.

Sorbit-Intoleranz

Sorbit ist der Zuckeralkohol der Fructose. Da Sorbit süß schmeckt, wird es auch als Süßstoff verwendet. Es ist in Diabetiker-Diäten als Zuckerersatz vorhanden, weil es von Natur aus schlecht in den Körper aufgenommen wird. Bei Fructose-Intoleranz wird es besonders schlecht resorbiert. Sorbit ist reichlich vorhanden in Kern- und Steinobst, aber auch in Kaugummi, Marmelade und Speiseeis. Die Älteren von uns erinnern sich noch an die Spruchabfolge, die manches Ballspiel begleitete: Kirschen gegessen und Wasser getrunken, Bauchweh bekommen, ins Krankenhaus gekommen ... Die sich daraus ergebenden Konsequenzen erklären die Niederlage zum Beispiel beim Federballspiel. Kirschen als Steinobst enthalten viel Sorbit, und wenn man Wasser dazu trinkt, kommt es zu Durchfall.

Noch ein kurioses Beispiel aus dem Leben: Als die Mutter meiner Freundin Michaela mit 19 hochschwanger war, hatte sie eines Abends reichlich Kirschen gegessen und Wasser getrunken. Ihre nächtlichen Bauchschmerzen hielt sie für Blähungen. Es waren aber Wehen – und beinahe hätte sie es nicht mehr in die Klinik geschafft, denn der Irrtum kostete viel Zeit.

Histamin-Intoleranz

Bei Histamin-Intoleranz liegt eine Störung des Abbaus von Histamin vor. Es wird weniger abgebaut, als in den Körper aufgenommen wird. Grund für den verminderten Abbau ist eine reduzierte Aktivität des Abbauenzyms, der Diaminooxidase (DAO). Sie benötigt für ihre Aktivität Vitamin B_6 und Vitamin C. Histamin stammt aus der Aminosäure Histidin, und es wird in verschiedenen Zelltypen, vor allem in Mastzellen, also besonderen Zellen der körpereigenen Abwehr, in Blutplättchen und Nervenzellen gebildet. Es kann bei Allergien auch vermehrt aus diesen Mastzellen ausgeschüttet werden. Zu viel Histamin führt zu einer verstärkten

Magensäureproduktion, es erweitert die Blutgefäße, senkt den Blutdruck und befördert Entzündungsreaktionen. Es ist auch die Ursache für Hitzewallungen und Nesselsucht. Den Patienten läuft oft die Nase. Als Nervenbotenstoff reguliert Histamin den Schlaf-wach-Rhythmus, den Appetit, das Gedächtnis und die Emotionen. Auch Menstruationsstörungen werden mit seiner Erhöhung in Verbindung gebracht. Aufgrund der vielfältigen Symptomatik hat die Erkrankung an »Glaubwürdigkeit« verloren nach dem Motto, man könne ja nicht alles mit einer Histamin-Intoleranz erklären, von der übrigens 1 Prozent der Bevölkerung betroffen ist, darunter 80 Prozent Frauen. Das ist möglicherweise auf deren erhöhe Aufmerksamkeit für die Signale des Körpers zurückzuführen, vielleicht aber auch auf erhöhte Östrogenspiegel. Auch wenn die Ursache der Histaminstörung noch im Dunkeln liegt, so kennen doch die meisten Menschen jemanden, der bei Genuss von Alkohol, zum Beispiel Wein oder Sekt, einen roten Kopf oder Flecken im Gesicht bekommt. Die Betroffenen neigen auch zu Durchfall und Herzklopfen. Aus Schamgefühl verzichten sie auf die Lebensmittel, die sie bloßstellen, denn im Gegensatz zu anderen Allergien und Unverträglichkeiten sieht man es ihnen an – statt dass nur sie selbst es spüren.

Histamin ist reichlich vorhanden in Fisch, Fleisch, Wein, Sekt und Käse. Wenig findet sich in unverarbeiteten Lebensmitteln. Eine Verarbeitung durch Gärung, Reifung, Fermentierung und Lagerung führt zur Akkumulation des Histamins. Der Nachweis dieser Erkrankung ist schwierig und erfolgt im Wesentlichen durch Zuordnung der klinischen Symptomatik zum Verzehr bestimmter Lebensmittel. Die Messung von DAO und Histamin im Blut ist möglich. Zur Therapie ist die Einhaltung einer histaminarmen Diät am sinnvollsten. Da auch bestimmte Medikamente den Histaminspiegel erhöhen, sollte man ihre Einnahme überprüfen. Dazu gehören beispielsweise Schmerzmittel, bestimmte Blutdruckmittel, entwässernde Medikamente und Schleimlöser; diese sollten gegebenenfalls durch andere ersetzt werden. In seltenen

Fällen kann man auch Antihistaminika einsetzen, aber nur kurzfristig und unter Berücksichtigung ihrer müde machenden Wirkung. Manchmal kommt es durch die hemmende Wirkung auf die Schleimsekretion zur Verstopfung. Dann muss die Antihistamingabe reduziert werden.

Gliadin- oder Gluten-Unverträglichkeit

Gliadin oder Gluten ist das Klebereiweiß im Getreide. Die Zahl der Patienten mit Gluten-Unverträglichkeit hat seit 1950 um das Fünffache zugenommen. Aufgrund von Blutanalysen liegt die Häufigkeit in Deutschland bei einem Erkrankten auf 500 und in den USA bei einem Erkrankten auf 110 Menschen. Besonders häufig ist die symptomatische Erkrankung in Schweden. Es wird vermutet, dass die früher empfohlene Zufütterung von weizenhaltiger Babynahrung diese Entwicklung begünstigt hat. Der Häufigkeitsgipfel dieser Erkrankung liegt tatsächlich im Säuglingsalter und im vierten Lebensjahrzehnt. Die Sterberate von unbehandelten Patienten ist um ein Vielfaches höher als in der Normalbevölkerung.

Diese chronische Dünndarmentzündung, die durch ein hyperaktives Immunsystem ausgelöst wird, kennen wir auch unter dem Begriff einheimische Sprue oder Zöliakie. Es sind die Spaltprodukte des Gliadins, die die Erkrankung auslösen. Aktiviert wird der Abbau des Gliadins durch die Gewebs-Transglutaminase. Diese kann genetisch bedingt vermehrt aktiv sein. Sie wird aber auch durch chronische Pilzinfektionen mit Candida albicans, Stress und Alkohol hervorgerufen. Die Bruchstücke des Gliadins aktivieren in der Schleimhaut Immunzellen, die sich gegen körpereigene Eiweiße richten – eine Autoimmunerkrankung, bei der die Schleimhaut weitgehend zerstört wird. Dadurch kann Nahrung nicht mehr geregelt in den Körper aufgenommen werden, Durchfall mit Gewichtsverlust ist die Folge. Zudem müssen die Patienten häufig erbrechen. Diese Erkrankung ist abzugrenzen von einer Weizenallergie, die zu den Lebensmittelallergien gehört und oben beschrieben wurde.

Des Weiteren gibt es eine Weizensensitivität. In manchen Getreidearten, insbesondere aus dem Bio-Anbau, die auf Böden wachsen, die reich an Bakterien und Pilzen sind, können diese am Halm hochwandern und die Frucht des Getreides angreifen. Das Getreide wehrt sich, indem es dagegen Antibiotika abgibt. Das Gleiche wird bei Kartoffeln aus Bio-Anbau beobachtet, die Antibiotika in ihrer Schale ansammeln. Diese Antibiotika sind für den Menschen schlecht verdaulich. Das Phänomen wird zurzeit erforscht.

Eingangs habe ich geschrieben, dass sich manche Ärzte hinter der Diagnose Reizdarm verstecken. Das betrifft auch mich, selbst wenn ich im Innersten überzeugt bin, dass es eine andere Ursache für die Leiden mancher Patienten gibt. Gesetzt den Fall, ich finde sie aber nicht, dann sage ich irgendwann »Reizdarm« – Patienten wollen gern hören, was ihnen fehlt – und suche weiter nach neuen Wegen, ihnen zu helfen. Aus einem gereizten Darm kann nämlich auch ein sehr böser werden, ein Feind – und dann wird das ganze Leben zu einem Kampf. Manche meiner Patienten sind regelrecht verzweifelt, besonders, wenn sie ständig abnehmen, weil sie kaum etwas vertragen. Unzählige Diäten liegen hinter ihnen, denn natürlich haben sie in kasteienden Selbstversuchen mal das eine, dann das andere Lebensmittel weggelassen. Ihre Hoffnung besteht darin, die Unverträglichkeit zu entdecken. Endlich das Lebensmittel zu finden, auf das sie allergisch reagieren! Aber sie finden es nicht, magern ab an Leib und ja, auch am Leben, an der Seele. Bei manchen vermute ich, dass der Reizdarm eine Folge der gereizten Seele ist. Gelegentlich spüre ich, wie wichtig es für sie ist, dass ich ihnen zuhöre, erreichbar bin. »Sie können mich jederzeit anrufen«, sage ich, und es ist keine Floskel. Auch wenn ein Telefonat keinen Durchbruch bringt, so kann ich vielleicht ein wenig Trost spenden, Mut machen. Denn oft werden Reizdarm-Patienten von anderen belächelt. Oder sie gelten als Hypochonder, Mimosen, Spinner.

Wenn der Darm das Leben verschlingt

Frau Meier wurde mir von einer naturheilkundlichen Schmerzpraxis überwiesen, die mit ihrem Latein am Ende war. Weder Akupunktur noch Hypnose, noch Cannabis hatten der Patientin geholfen. Nach einem Jahr war ich auch am Ende meines Lateins – es war fast alles schon versucht worden, von Antibiotika über Pilzmittel bis hin zu Vitaminen. Nach wie vor litt Frau Meier unter Krämpfen, schmerzhaften Blähungen und Durchfall. Mittlerweile hatte sie Angst vor jeder Mahlzeit – wie würde die Strafe danach aussehen? Sie verlor immer mehr an Gewicht, und ihre Lebensfreude flackerte nur noch, wie ich den Mails entnahm, die sie mir schrieb: *Seit fünf Tagen nehme ich ausschließlich frisches Sauerkraut zu mir – das Einzige, was ich im Moment vertrage. Leider habe ich noch einmal vier Kilo abgenommen und fühle mich oft sehr kraftlos. Dabei habe ich aber wirklich Appetit, ja sogar großen Hunger. Es fühlt sich so an, als könnte ich einfach nicht verdauen.*

Ein anderes Mal berichtete sie mir: *... Und ständig dieser saure Geschmack im Mund. Der geht nicht weg, egal wie oft ich Zähne putze. Da steigt etwas hoch aus dem Magen und vergällt mir das Leben. Aber Sie hatten ja gesagt, dass mit der Magensäure alles in Ordnung ist?*

Ja, es war alles in Ordnung, das machte diesen Fall so vertrackt. Und wieder versuchten wir etwas anderes: *Seit vier Wochen nehme ich keinen Zucker mehr zu mir und habe kein Obst gegessen. Darüber hinaus halte ich mich an die besprochene Diät. Leider vertrage ich aber inzwischen noch weniger als die wenigen Lebensmittel, die ich vorher vertragen hatte, nämlich Spitzkohl, Huhn, Erbsen, Kartoffeln und Fisch. Nach wie vor habe ich sehr viel Luft im Bauch, die auf meinen Nerv drückt, und das Gefühl, als würde der Nahrungsbrei in mir nicht gut weitertransportiert. Der Darm scheint mir nun noch empfindlicher. Was soll ich tun?*

Solche Hilferufe bereiten mir Kopfzerbrechen. Manchmal wache ich dann nachts auf und habe eine neue Idee, recherchiere, arbeite einen Plan aus und hoffe, dass der gereizte Darm sich endlich versöhnen lässt. Gelingt das nicht, ist das für mich nur sehr schwer auszuhalten. Hoffnung machen mir immer wieder Fälle, die lange aussichtslos erschienen und dann doch zu einem »Happy End« führten. Ich wünsche mir sehr, dass wir Wissenschaftler insgesamt endlich den Ursachen auf die Spur kommen. Derzeit wird ein neuer Ansatz diskutiert: Reizdarmforscher spekulieren, ob dem Reizdarm – nach Ausschluss aller anderen Ursachen – eine Entzündung der Darmschleimhaut zugrunde liegen könnte. Äußerlich sieht man der Schleimhaut im Darm nichts an. Es gibt aber mikroskopische Hinweise auf eine Entzündung und biochemische Werte, die dies bestätigen. Wenn das wirklich so ist, bekäme der diffuse Reizdarm ein klares Profil, und es könnten antientzündliche Behandlungsstrategien angewendet werden. Bisher waren alle medikamentösen Behandlungsversuche jedoch erfolglos. Rein symptomatisch versucht man heute Verstopfung und Durchfall sowie Schmerzen und Blähungen zu bessern. Ich wünsche mir sehr, dass wir in der Forschung diesbezüglich schnell Fortschritte machen und ich meine Patienten mit Reizdarm dann so gezielt behandeln kann wie beispielsweise bei Sodbrennen. Das ist auch extrem unangenehm und versauert einem das Leben – doch es gibt wirksame Mittel dagegen. Übrigens auch beim Reizmagen.

Chiliglück

Genauso wie beim Reizdarm stehen wir Mediziner auch beim Reizmagen noch vor vielen Rätseln. Letztlich wissen wir nicht, was genau ihn auslöst. Eine meiner Mitarbeiterinnen war zu einem zweijährigen Forschungsaufenthalt bei einem Wissenschaftler in Kanada, einem Spezialisten für Reizmagen, und berichtete mir von ihren Beobachtungen. Im Visier der Wissenschaft ist immer die ganze Welt. Man lernt aus den Erfahrungen, die man in den verschiedenen Ländern macht, und zieht daraus Rückschlüsse, die auch bei uns hilfreich sein können. Besonders interessant fand ich es, dass in Indien und auch in anderen Ländern Südostasiens der Reizmagen weniger oft vorkommt. Dort essen die Menschen in der Regel sehr scharf. Wenn man an scharfes Essen gewöhnt ist, kann man die Dosis immer weiter erhöhen. Magen und Darm fühlen sich wohlig warm an. Ich kann das nachempfinden, denn ich nehme sehr gern Chili zu verschiedenen Speisen zu mir. Diese Wärme hält an und ist viel angenehmer als Schnaps, bei dem ich mich schütteln muss. Natürlich ist zu viel Schärfe auf einmal unangenehm reizend, meist schon im Mund, aber man kann sich daran gewöhnen. Hat man einen sensiblen Magen und trainiert ihn auf mit zunehmender Schärfe, dann werden die Magennerven weniger empfindlich, sie gewöhnen sich an die Schärfe. Damit verschwindet mit der Zeit auch das Reizmagen-Gefühl, die Überempfindlichkeit. Das Zauberwort heißt Capsaicin. Sie kennen das alle, es handelt sich um den Scharfmacher in den Chilis, die auch entzündungshemmend und antibakteriell wirken sollen. Deshalb können Patienten mit Reizmagen einmal versuchen, Chilis in ansteigender Menge zuzuführen. Bis zu fünf Milligramm pro Kilo Körpergewicht werden von Erwachsenen vertragen. Ich empfehle, einen solchen Versuch nicht bei Kindern durchzuführen. Chilis setzen im Körper außerdem Glücksgefühle frei über Endorphinausschüttung, das ist unser körpereigenes Morphium. Ich muss allerdings zugeben, dass nicht jeder Patient meinem Vorschlag folgt, vor allem wenn er Schärfe meidet. Noch dazu kommt bei manchen Menschen ein brennendes Gefühl während der Stuhlentleerung.

IN DER SPRECHSTUNDE

Sodbrennen – Symptom der Refluxkrankheit
Sodbrennen ist einer der häufigsten Gründe, weshalb Patienten mich aufsuchen. Manche kommen bei den ersten Anzeichen, andere haben einen langen Leidensweg hinter sich, weil sie sich an ihre Schmerzen oder Befindlichkeitsstörungen gewöhnt und jahrelang ausgeharrt haben, ehe sie einen Arzt aufsuchen. Wieder andere vertrauen auf Hausmittelchen. Wenn eine ärztliche Konsultation dann Erleichterung bringt, fragen sie sich, warum sie so lange gewartet haben, vor allem, wenn sich das Problem durch das lange Warten verschlimmert hat, manchmal unwiderruflich. Der Körper ist ein zusammenhängendes System, und eine Baustelle zieht oft andere nach sich. Viele Krankheiten aus dem Magen-Darm-Kanal können auf den gesamten Körper ausstrahlen. Auch ein harmloses Sodbrennen kann hochlodern zu ernsten Komplikationen.

Sodbrennen ist das Kardinalzeichen für die Refluxkrankheit, die den Rückfluss von Magensäure in die Speiseröhre beschreibt, eine Erkrankung, bei der der untere Verschlussmuskel der Speiseröhre schwächelt.

Sodbrennen bei Refluxkrankheit kennen nicht nur ältere Menschen, das Feuer kann auch bei Jüngeren ausbrechen und so verzehrend wüten, dass es bereits vor dem Verzehr glimmt: Hoffentlich büße ich das nicht später, und es brennt wieder. »Später« bedeutet in den meisten Fällen nachts. Man wacht auf, hadert mit sich selbst, ob man abwarten oder ein Medikament einnehmen soll, das idealerweise in der Hausapotheke vorrätig ist. Doch bis es wirkt, vergehen 30 bis 60 Minuten, und die sind nicht angenehm. Ich habe auch manchmal Sodbrennen und trinke dann als Erste-Hilfe-Maßnahme Wasser. Es verdünnt die Salzsäure, die beim Sodbrennen ja nach oben steigt, und bringt etwas Erleichterung, allerdings nur vorübergehend. Den Tipp aus dem vergangenen Jahrtausend, bei Sodbrennen Milch zu trinken, sollten Sie in der Vergangenheit belassen. Milch wirkt kontraproduktiv, sie führt oft zu Gasentwicklung. Hier und heute sollten Sie sich hingegen gern merken, dass manche Nahrungsmittel Sodbrennen fördern. Pfefferminz, Menthol, große Mahlzeiten mit viel Fleisch und Alkohol gehören dazu. Übrigens auch das Rauchen. All das schwächt den unteren Verschlussmuskel der Speiseröhre. Es mag schwer sein, auf das geliebte Pfefferminz oder den Wein zu verzichten. Schwieriger ist es, auf ein verordnetes Nitropräparat für das Herz zu verzichten – auch das kann Sodbrennen auslösen.

Als junger Arzt war ich einmal mit meinem Chef im Auto unterwegs. Zu meiner Verwunderung parkte er vor einem Süßwarenladen. »Komme gleich wieder«, teilte er mir mit. Hatte seine Frau Geburtstag? Wollte er Pralinen kaufen? Oder sollte ich Schokolade statt einer Gehaltserhöhung bekommen – kurz zuvor hatte er mich gelobt, was mich sehr gefreut hatte. Nein, der Chefarzt kam mit einer Tüte Lakritze aus dem Laden.

»Man kann natürlich auch Medikamente auf Lakritzbasis einnehmen«, erklärte er mir. »Aber ich halte mich bei Sodbrennen ans Original.« Diese Lehrstunde habe ich nie vergessen. Sie erinnerte mich daran, dass mein Vater früher bei seinen Oberbauchbeschwerden medizinisches Lakritz und Rollkuren verordnet bekam. Beides half ihm sehr.

Die Refluxkrankheit kann sich auch manchmal auf die Lunge schlagen, sie gehört mit zu den Auslösern der chronisch obstruktiven Lungenerkrankung COPD. Das ist wie Asthma ohne Allergie. Man kann die Luft nicht mehr ausblasen, sie bleibt im Brustkorb gefesselt. Manche beschreiben COPD deshalb auch als Lungenüberblähung. Sie entsteht häufig durch dauerhaftes Husten und gilt als typische Krankheit der Raucher. Nachts im Liegen läuft die Salzsäure unbemerkt vom Magen über die geöffnete Speiseröhre und den Kehlkopf in das Bronchialsystem und dringt bis in die Nähe der Lungenbläschen vor. Dieser starke Reiz ist Gift für die zarten Flimmerhärchen der Bronchialschleimhaut. Es kommt zur

Reizung, zum Husten, zur Entzündung und über Bindegewebsbildung zur Vernarbung. Die Säckchen mit den Lungenbläschen stülpen sich beim Ausatmen über die vernarbten Zuführungswege der Bronchialästchen und schnüren sich dabei selbst die Luft ab: Die Entleerung der verbrauchten Ausatmungsluft fällt schwer. Die Patienten müssen die Atemhilfsmuskulatur bemühen, um die Luft herauszulassen. Man sieht die Erkrankten oft aufgestützt auf einen Tisch und gegen einen Widerstand atmen. Sie blasen die Backen auf und lassen die Luft dann langsam herausströmen. Das senkt das Druckgefälle zwischen der auszuatmenden Luft, die in der Lunge gefesselt ist, und der Außenluft. Das Manöver verhindert den bei der Ausatmung hervorgerufenen Kollaps der Lungensäckchen, und die Luft kann wieder entweichen. Als Patiententypen unterscheidet man den »pink puffer« (rosa Keucher), der über Atemnot klagt, und den »blue bloater« (blauen Huster), der durch den Sauerstoffmangel vermehrt rote Blutkörperchen bildet und dessen Hautfarbe insbesondere im Gesicht blaurot erscheint.

Auch mein Patient Herr Bäcker hatte ein gut durchblutetes Gesicht, als er an diesem Morgen zu mir kam, doch das lag an den eisigen Temperaturen draußen. Der Bauunternehmer berichtete mir, dass er es liebe, draußen zu sein, leider aber häufig an Konferenzen teilnehmen müsse. Dabei störe ihn sein permanentes Sodbrennen. Und das war noch vorsichtig ausgedrückt: »Es ist einfach eine Plage.«

»Das verstehe ich, ich kenne das auch«, sagte ich.

»Aber dass Sie es gleich wissen, Herr Doktor: Eine Magenspiegelung mache ich nicht mit. Können Sie mir irgendetwas Wirksames verschreiben? Diese komischen Beutelchen ohne Rezept aus der Apotheke mit dem weißen Zeug helfen mir nicht mehr. Und die schmecken ja auch grausig.«

»Auch da teile ich Ihre Meinung«, schmunzelte ich.

»Wissen Sie«, begann Herr Bäcker, der sehr schnell Vertrauen zu mir fasste, »im letzten Jahr habe ich durch die ständigen

Abendessen mit den Kunden zwölf Kilo zugenommen. Zwölf Kilo! Früher hätte ich das abtrainiert, doch ich hab ja keine Zeit mehr für Sport. Und zum Feierabend trinke ich dann gern noch ein Gläschen Wein, na gut, manchmal auch eineinhalb.« Er grinste. »Das brauche ich zum Runterkommen. Danach habe ich oft Bauchweh, also eher Magenweh. Oben hinterm Brustbein, da brennt es wie Hölle. Dann kann ich nicht einschlafen und beim Wachliegen nehme ich mir vor, dass ich ab morgen mein Leben ändere.«

Sein Humor gefiel mir. Wir sprachen ein wenig über gute Vorsätze und wie er körperlich wieder aktiver werden könnte. Sein Hometrainer im Keller fiel ihm ein. »Den hatte ich ganz vergessen.« Vielleicht würde er ihn mal hochholen. Aber ein Rezept hätte er trotzdem gern.

Ich verschrieb ihm einen sogenannten Protonenpumpenblocker – ein Medikament, das die Bildung von Magensäure unterbindet. Da ich in den folgenden Monaten nichts mehr von dem Patienten hörte, nahm ich an, dass es ihm gut ging.

Refluxösophagitis – die entzündete Speiseröhre

Ein Jahr darauf suchte mich die Ehefrau von Herrn Bäcker auf. Nachdem sie mir berichtet hatte, dass ihr Mann beschwerdefrei sei und zwei Mal in der Woche Tennis spiele, fragte sie mich, ob Sodbrennen ansteckend sei, weil sie auch so etwas Komisches habe. Ich fragte nach und erfuhr, dass Frau Bäcker schon seit jeher einen empfindlichen Magen hatte. »Seit einem halben Jahr kann ich aber nicht mehr richtig schlucken. Das Essen bleibt mir praktisch im Hals stecken.«

Ein halbes Jahr?, dachte ich. Warum kam sie erst jetzt? Sie sagte es mir selbst. »Es macht mir Angst.«

Ich nickte. Weil sie Angst hatte, war sie nicht gekommen. Auch wovor sie Angst hatte, hörte ich. »Könnte das ein Tumor sein, der die Speiseröhre blockiert?«

»Ich schaue mir das mal an.«

»Mein Mann meint ...«, sie stockte. »Vielleicht habe ich auch etwas am Herzen.«

»Wie kommt Ihr Mann denn auf diese Idee?«

»Ich habe ihm erst letzte Woche alles erzählt, vom Schlucken und so. Er macht sich nämlich immer Sorgen um mich, der ist dazu einfach veranlagt, ich glaube, weil er seine Mutter so früh verloren hat, er war erst zehn.« Es sprudelte geradezu aus Frau Bäcker heraus.

»Und das Herz?«, fragte ich.

Sie legte ihre Hände auf die Brust. »Tief drin. Es drückt mir auf den Brustkorb. Aber irgendwie von innen. Mein Mann befürchtet, dass ich vielleicht einen Herzinfarkt hatte.«

In meinem Kopf funkte es hin und her. Speiseröhre, Tumor, Herz. Hier fehlte noch etwas. Die Hauptrolle.

»Haben Sie auch Sodbrennen?«, erkundigte ich mich.

»Nein, das gehört zu meinem Mann. Also früher. Ich habe allerdings Magenschmerzen. Aber eher brennend. Sie ziehen bis ans Brustbein. Deswegen habe ich Sorge, dass es das Herz sein könnte.«

»Wann treten diese Beschwerden denn auf? Bei Anstrengung?«

»Nein, da merke ich gar nichts. Eher nachts. Davon wache ich dann auf. Manchmal spüre ich es auch gleich nach dem Essen.«

»Haben Sie sonst noch Beschwerden?«

Sie zögerte.

»Ja?«, fragte ich.

»Blähungen«, sagte sie leise.

»Häufig?«

Sie schaute zu Boden. »Ja.«

Ich ignorierte ihre Verlegenheit, daran bin ich gewöhnt, und es bringt nichts, sie zu thematisieren. Ich fragte: »Wie sieht denn der Stuhl aus?«

»Ein- bis dreimal am Tag«, antwortete sie, was ich nicht gefragt hatte. Ich wiederholte meine Frage nach dem Aussehen.

»Normal«, erwiderte Frau Bäcker.

»Beschreiben Sie mir doch einmal normal, bitte.«

»Locker. Das haben bei uns in der Familie alle, glaub ich.«
»Mit locker meinen Sie ungeformt?«
»Ja. Eher Haufen statt«, sie schluckte, »Wurst. Also nicht wie bei meinem Hund. Der macht immer Würste.«
»Und wenn er einen Haufen macht?«, fragte ich.
»Dann beobachte ich das, und wenn das länger als drei Tage bleibt, gehe ich zur Tierärztin.« Sie merkte, was sie gesagt hatte, und schlug sich mit der Hand auf den Mund. »Um Gottes willen. Hab ich was Schlimmes?«
»Die meisten Menschen glauben«, begann ich, »Verstopfung sei ein Problem und weicher Stuhl sei gesund. Doch Verstopfung ist relativ normal, während man den Ursachen eines weichen Stuhls immer auf den Grund gehen sollte.«
Und das tat ich nun.
Die körperliche Untersuchung ergab bei der 62-jährigen Frau Bäcker einen guten Allgemeinzustand mit einer Körpergröße von 162 Zentimetern und einem Körpergewicht von 59 Kilogramm. Beim Abtasten fand ich eine druckschmerzhafte Stelle unter dem Schwertfortsatz. Das ist das unterste, ein wenig in den Oberbauch ragende Stück vom Brustbein. Es lag ein deutlicher Blähbauch vor. Bei der Inspektion des Rückens fiel mir eine Krümmung im Bereich der Halswirbelsäule auf. Die Wirbelsäule war ansonsten nicht druck- oder klopfempfindlich.
Meine Überlegungen gingen in die Richtung, dass die Patientin eine Symptomatik zeigte, die auf eine Engstellung in der Speiseröhre hinwies. Diese war wahrscheinlich auf eine entzündliche Schwellung oder eine narbige Einziehung aufgrund einer Speiseröhrenentzündung zurückzuführen Die Speiseröhre besitzt eine Oberfläche, die der äußeren Haut in ihrer Vielschichtigkeit ähnelt, aber keine Verhornung zeigt. Dadurch ist diese innere Haut einerseits robust gegen Dehnung durch den Speisebrei und andererseits elastisch genug, um den raschen Ablauf der Kontraktionswelle beim Schluckakt zu ermöglichen. Es ist keine typische Schleimhaut, und deshalb ist sie auch empfindlich gegenüber Magensäure, die

jedoch normalerweise durch einen Schließmuskel von der Speiseröhre ferngehalten wird. Dieser soll sich nur beim Schlucken öffnen, um den Speisebrei passieren zu lassen. Das macht über den Tag verteilt und in Bezug auf die Gesamtzeit zusammengerechnet über den Tag nicht mehr als 7 Prozent aus. Wenn sich dieser Schließmuskel öffnet, kann auch die angesammelte Luft aus dem Magen entweichen. Erwachsene rülpsen, Kleinkinder machen Bäuerchen.

Wenn der Schließmuskel nun aber zu schwach wird, steht diese Tür zwischen Magen und Speiseröhre länger offen, und die Säure läuft in die ungeschützte untere Speiseröhre, was mit Schmerzen und Sodbrennen verbunden ist. Die sogenannte Refluxkrankheit ist ein häufiger Vorstellungsgrund der Patienten beim Hausarzt und die häufigste Störung in der Schwangerschaft, einhergehend mit Sodbrennen. Ein Kollege berichtete mir einmal, dass seine Frau während der Schwangerschaft enorm unter diesem Säurerückfluss gelitten hatte. Da sie keine Medikamente zu sich nehmen sollte, behalf sie sich einzig mit dem Trinken von Wasser – eine kleine Linderung der schlimmen Schmerzen. Mit Beginn der Wehen verschwanden sie wie von Geisterhand. Das lag wahrscheinlich am Anstieg des Oxytocins unter der Geburt. Durch dieses Hormon wird die unwillkürliche Muskulatur zusammengezogen. Neben der Stimulation der Wehentätigkeit kommt es auch zum Milcheinschuss. Mein Kollege und ich waren uns einig, dass sich der untere Schließmuskel der Speiseröhre in diesem Fall auch zusammenzieht und damit den Säurerückstrom in die Speiseröhre unterbindet.

Dem sogenannten Kuschelhormon Oxytocin werden vielerlei Wundereigenschaften zugeschrieben. Es wird auch als Glückshormon beschrieben. Doch nur ein Bruchteil der Reflux-Patienten ist schwanger und muss damit rechnen, zu den 10 Prozent der Fälle zu gehören, bei denen es zur Entzündung (Refluxösophagitis) unterschiedlichen Schweregrades bis hin zu blutigen Geschwüren kommt. Der Körper antwortet auf Entzündung mit Reparatur. Allein die Entzündung führt schon zur Schwellung der

Speiseröhrenhaut, die eine Passagebehinderung darstellt und die Schluckstörung erklären könnte. Im weiteren Verlauf kommt es dann zur Narbenbildung. Die Bindegewebsfasern ziehen sich bei Entzündung zusammen. Die Speiseröhre wird kürzer und enger. Der Speisebrei kann jetzt viel schlechter passieren. Heilung würde eine Stärkung des Schließmuskels bringen, was durch eine Operation versucht werden kann. Die meisten Menschen schlucken allerdings lieber Säureblocker, um die Magensäureproduktion zu unterdrücken. Der Reflux bleibt dann zwar bestehen, aber er tut nicht mehr weh, und es kommt zu keiner Entzündung.

Werden die Patienten nicht behandelt, streikt bei einigen von ihnen eines Tages die untere Speiseröhre. Könnte sie sprechen, würde sie sagen: Mir reicht's! Ich bin nicht für Salzsäurebäder gemacht! Ich steig aus, ich verwandle mich jetzt, Simsalabim, in Magenschleimhaut. Recht hat sie, die Speiseröhre. Denn die Magenschleimhaut kann sich aufgrund ihrer eingebauten Schutzmechanismen durch Neutralisierung gegen die Säure schützen. Die Zellen der unteren Speiseröhre einiger Patienten übertreiben es jedoch mit der Verwandlung und werden zu Darmschleimhautzellen mit eingestreuten Becherzellen. Unter dem Mikroskop sehen sie aus wie Zellen, in deren Zellleib ein großer Becher sitzt. Der Becher enthält Schleimproteine (die Muzine), die in den Schleim abgegeben werden. Den Vorgang der Umwandlung von Speiseröhrenepithelzellen in Magen- oder Darmzellen nennt man gastrale beziehungsweise intestinale Metaplasie. Betroffene Patienten berichten, dass sie keine oder nur noch wenig Schmerzen beziehungsweise Sodbrennen haben. Das Schlechte an dieser an und für sich guten Nachricht ist, dass aus dieser intestinalen Metaplasie, die auch »Barrett«-Ösophagus genannt wird, in 1 Prozent der Fälle Schleimhautkrebs entsteht. Deshalb ist eine Speiseröhrenspiegelung, die im Rahmen einer Magen- und Zwölffingerdarmspiegelung erfolgt (Ösophago-Gastro-Duodenoskopie, ÖGD) mit Gewebeuntersuchung zur Diagnose erforderlich. Mit einem endoskopischen Eingriff sind diese Läsionen entfernbar. Da sie aber wiederkommen können, müssen die Patienten in regelmäßigen Abständen durch eine Spiegelung kontrolliert werden.

Nach der Untersuchung teilte ich Frau Bäcker mit, dass eine Engstellung der Speiseröhre für ihre Schluckstörungen verantwortlich war. Was die Schmerzen im Brustkorb betraf, konnte ich sie beruhigen: Es ist ganz typisch, dass sie bei der Refluxkrankheit nach dem Essen und beim Liegen verstärkt auftreten, da der vom Magen ausgehende Druck dann zunimmt und der Verschlussmechanismus stärker beansprucht wird. Die vermutete Engstellung war wahrscheinlich durch die Entzündung und/oder schon narbige Reaktion auf die Entzündung entstanden – die Refluxösophagitis. Als Therapie empfahl ich die Einnahme eines Säureblockers in hoher Dosierung. Später kann die Dosis reduziert werden, und schließlich können diese Säureblocker auch nur bei Bedarf eingenommen werden. Manche Ärzte geben zusätzlich ein Medikament zur Stärkung des Schließmuskels und zur Beschleunigung der Magenentleerung. Auch mir haben diese Mittel schon seit meiner Studentenzeit gut geholfen, obwohl sie bei Refluxkrankheit den Härtetest einer erfolgreichen klinischen Studie nicht bestanden haben.

Nun fehlte nur noch eine Abklärung wegen des Blähbauchs, des lockeren Stuhls und des Rundrückens der Patientin. Das sind klassische Merkmale einer Lactose-Intoleranz, wie bereits beschrieben. Eine dadurch bedingte gestörte Aufnahme von Vitamin D in den Körper führt häufig zu einer Osteoporose.

Aber wie hingen saurer Reflux und Lactose-Intoleranz, also Milchzuckerunverträglichkeit, bei Frau Bäcker zusammen? Ich vermutete, dass durch die Blähungen der Druck im Bauch so erhöht wurde, dass der untere Schließmuskel der Speiseröhre nach oben in den Brustkorb gedrückt wurde. Das nennt man auch Zwerchfellbruch. In der Folge zieht die Lunge bei jedem Atemzug an diesem Verschluss, die Dichtigkeit leidet, und Magensäure fließt zurück in die Speiseröhre. Die Vermutung einer Lactose-Intoleranz ist natürlich nicht durch die Befragung und Untersuchung einer

Patientin zu beweisen. Dazu sind Spezialuntersuchungen erforderlich. Dennoch ist der Zusammenhang hier naheliegend. Ich riet Frau Bäcker deshalb, Milch und Milchprodukte zu meiden; lactosefreie Milchprodukte könne sie bedenkenlos verzehren. Es besteht in so einem Fall auch die Möglichkeit, Laktasetabletten einzunehmen, die den Milchzucker zerstören. Dazu empfehle ich meinen Patienten stets die Einnahme von Vitamin D, 1000 Einheiten pro Tag. Dies ist ausreichend, selbst wenn man schon Anzeichen einer Osteoporose hat, wie bei meiner Patientin am Rundrücken ersichtlich. In der Nahrung sind durchschnittlich 160 Einheiten Vitamin D enthalten. Der Körper kann Vitamin D auch selbst herstellen bis zu einer Höhe von 800 Einheiten pro Tag. Dazu braucht er allerdings Sonnenlicht (UV-B-Strahlung). Die notwendige Dosis an Sonnenlicht wird jedoch nicht von jedem – insbesondere in den Herbst- und Wintermonaten – erreicht. Zu viel direkte Sonnenexposition ist zudem gefährlich, da Hautkrebs entstehen kann. Hundebesitzerinnen wie Frau Bäcker können in der Regel durch die täglichen Gassigänge die Dosis von 800 Einheiten erreichen. Mit dem Vitamin D wird auch genügend Kalzium in den Körper aufgenommen. Täglich 3000 Einheiten oder alternativ 20 000 Einheiten pro Woche sollten aber nicht überschritten werden.

Am Ende unseres Gesprächs empfahl ich Frau Bäcker, wegen der Schluckstörung eine Ösophago-Gastro-Duodenoskopie durchführen zu lassen, und hoffte, dass sie keine prinzipielle Abneigung dagegen äußern würde wie ihr Mann, der das ja gleich kategorisch ausgeschlossen hatte. Vielleicht hatte er früher einmal schlechte Erfahrungen gemacht. Dabei ist diese Untersuchung zur Vorsorge eines Tumorleidens so wichtig! Heutzutage ist eine Magenspiegelung dank modernster Technik keine große Sache und kann so durchgeführt werden, dass die Patienten davon gar nichts merken.

Magenspiegelung und Schluckstörungen
Die erste Magenspiegelung in Deutschland wurde 1868 von dem Internisten Adolf Kußmaul in einer Freiburger Weinschenke bei

einem Schwertschlucker durchgeführt, und zwar mithilfe einer Röhre, die in den Magen vorgeschoben wurde. Damals kamen stets großvolumige Röhren zum Einsatz, und als Lichtquelle diente ein wassergekühlter Platindraht, der von einer Batterie zum Glühen gebracht wurde. Heute sind die sogenannten Gastroskope dünn wie ein kleiner Finger, flexibel und mit einer Steuereinrichtung versehen, um Kurven zu passieren. Eine Glasfaseroptik bringt Licht ins Dunkel, zusätzlich wird Luft eingeblasen zur Erweiterung des Magens und damit zur Verbesserung der Sicht. Durch einen eingebauten Instrumentenkanal können Werkzeuge, zum Beispiel eine Zange, eingeführt werden, um eventuell notwendige Proben aus der Schleimhaut zu entnehmen. Zu den Instrumenten gehören auch eine Schlinge, mit der Polypen elektrisch abgetragen werden können, und Nadeln, durch die Medikamente verabreicht werden. Aufgesetzte Gummibänder können mithilfe einer Vorrichtung abgeschossen werden, um Krampfadern, zum Beispiel in der Speiseröhre, abzubinden und damit zu veröden.

Frau Bäcker stimmte der Magenspiegelung sofort zu. Männer sind halt Angsthasen. Während die Patientin im Empfangsbereich mit meinen Mitarbeiterinnen einen Termin vereinbarte, wurde ich nachdenklich. Wie lange Frau Bäcker gewartet hatte, bis sie einen Arzt aufsuchte, obwohl sie erhebliche Beschwerden in Form von Schluckstörungen hatte! Im Prinzip ist das ein Warnzeichen, da auch einmal ein Krebs dahinter versteckt sein kann, also genau das, was sie im tiefsten Inneren befürchtete und weshalb sie so lange gewartet hatte – weil sie Angst hatte. Ein Teufelskreis. Gut, dass sie der Magenspiegelung zugestimmt hatte.

Es gibt noch andere Erkrankungen der Speiseröhre, die zu Schluckstörungen führen. Meist spielt dabei das unwillkürliche Nervensystem eine Rolle. Wenn es zu stark aktiviert wird, zieht sich die Speiseröhre krampfartig zusammen, man spricht von einem Nussknacker-Ösophagus. Das ist eine sehr seltene und sehr schmerzhafte Erkrankung, an der sich die Ärzte oft buchstäblich die Zähne ausbeißen. Die Behandlung ist schwierig, man versucht es mit Nitrospray, das auch oft bei Angina Pectoris, Brustenge bei Herzkranzgefäßverengung, zur kurzfristigen Gefäßerweiterung verordnet wird.

Eine weitere Erkrankung des unwillkürlichen Nervensystems geht mit einem Verschwinden seiner Nervenzellen im unteren Teil der Speiseröhre einher. Dies führt dazu, dass der Verschlussmuskel zum Magen hin geschlossen bleibt, während die übrige Speiseröhre schlaff wird und sich erweitert. Die Nahrung tropft sozusagen auf einen See mit alten Speisen, der sich im unteren Speiseröhrenbereich sammelt. Dieser See gibt oft Fäulnisgerüche ab. Sauer ist er nicht. Der gesammelte Speisebrei kann nachts im Liegen zurücklaufen und tropft über den Mund aufs Kopfkissen, ohne dass das Ganze Schmerzen bereiten würde. Mehrere Patienten haben mir berichtet, dass sie auf dem Nachttisch neben dem Bett eine Kehrschaufel und einen Handfeger bereithalten und jeden Morgen Essensreste zusammenkehren. Zur Behandlung dieser Achalasie genannten Erkrankung führt man endoskopisch einen Luftballon ein, den man über zwei Minuten auf eine bestimmte Weite aufbläst. Dann entspannt sich der untere Verschlussmuskel, und die Speise kann in den Magen passieren. Die Patienten sind danach unglaublich dankbar, da ein jahrelanges Leiden, das mit viel Scham behaftet ist, beendet wurde. Die Prozedur muss allerdings alle sechs Monate wiederholt werden. Wie immer, wenn wir mit relativ kleinem Aufwand eine so große Verbesserung erreichen, freue ich mich sehr mit meinen Patienten.

Kaum der Rede wert ist auch der Tipp: Luft anhalten, wenn Menschen von Schluckauf geplagt werden. Normalerweise verschwindet ein Schluckauf, im Medizinerlatein Singultus genannt, so schnell, wie er gekommen ist. Manchmal jedoch bleibt er lang und länger – bis zu 48 Stunden, eine Qual für die Betroffenen. An Schlaf ist da nicht zu denken, es kommt zu Depressionen und körperlichen Erschöpfungszuständen. Doch ein dermaßen ausgeprägter Schluckauf ist selten. Beim Schluckauf handelt es sich übrigens um eine Verkrampfung des Zwerchfells, dem glockenförmigen Muskel zwischen Bauchraum und Brustkorb. Dieser kontrolliert die Atmung: Beim Einatmen zieht er sich zusammen, um den Brustkorb zu erweitern, und beim Ausatmen entspannt er, sodass die Luft ausströmen kann. Er arbeitet also wie ein Blasebalg. Wenn er überbeansprucht wird, zum Beispiel bei körperlicher Anstrengung oder Aufregung, fängt er an zu zucken und verursacht Schluckauf. Es kann aber auch eine Magendehnung dafür verantwortlich sein sowie toxische Ursachen wie zum Beispiel Alkohol, Nikotin oder Medikamente, infektiöse Erkrankungen oder die Psyche. In seltenen Fällen kann sogar eine neurologische Erkrankung hinter einem lang anhaltenden Schluckauf stecken. Doch in der Regel ist er ein allseits bekanntes Phänomen ohne Krankheitswert. Alte Hausrezepte empfehlen, sich zum Beispiel an die Mahlzeit des vorangegangenen Tages zu erinnern, um die Aufmerksamkeit vom Schluckauf abzulenken. Je nach Region wird auch empfohlen, an drei glatzköpfige Männer zu denken oder an den schönsten Tag im Leben. Ich habe die Erfahrung gemacht, dass Luftanhalten hilfreich ist. Dabei ist das Anhalten der Luft nach dem Einatmen nicht so hilfreich wie nach dem Ausatmen. Denn nach dem Ausatmen ist der Muskel entspannt, und er kommt in einen Ruhezustand. Oft ist der Schluckauf danach verschwunden.

LEBENSBEDROHLICHE DIAGNOSEN

Krebs ist der Albtraum vieler Menschen, vor allem jene Geschwüre, die so lange keine Befindlichkeitsstörungen verursachen, bis man sie kaum mehr therapieren kann. Zu diesen Krankheiten zählen der Darm- und der Leberkrebs. Wenn Krebs Beschwerden macht, ist es oft schon zu spät. Krebs bedeutet Wachstum – unkontrolliertes Wachstum. Ein Kind wächst und gedeiht. Krebs wächst und zerstört beziehungsweise infiltriert gesundes Gewebe und verdrängt es. Er entsteht manchmal durch Veranlagung. Andere Ursachen sind Gifte wie zum Beispiel Zigarettenrauch oder auch übermäßiger Alkoholkonsum, Viren, Bestrahlungen mit Röntgenstrahlen oder radioaktiver Strahlung sowie durch chronische Entzündung. Krebs heißt auch Tumor, und zwar bösartiger Tumor. Die Zellen sind unreif und genetisch gesehen defekt. Sie funktionieren auch nicht wie normale Zellen. Sie sind nutzlos. Sie wachsen sehr schnell in Haufen und verdrängen gesundes Gewebe. Andere durchsetzen Organe wie Schimmel das Brot und schädigen so die Funktion des betroffenen Organs. Durch Verlegung des Blutflusses kann es zu Thrombosen kommen, das heißt Blutgerinnseln im Abflusssystem des Organs. Der Krebspatient leidet, und er verliert Gewicht, da der Tumor den Stoffwechsel auf Abbau umstellt. Der Gewebeverband ist jedoch nur locker, sodass sich aus diesem Haufen einzelne Zellen lösen können und in andere Organe schwimmen, um dort Tochtergeschwülste zu bilden. So können Tumorzellen aus dem

Darm über den Pfortaderfluss in die Leber schwimmen und sich dort als Lebermetastasen ansiedeln. Blutkrebs kommt in allen Altersgruppen vor, während Krebs der festen Organe wie Darm und Leber eher Menschen im mittleren und hohen Alter betrifft. Der Grund dafür ist die Tatsache, dass das Immunsystem älterer Menschen unter Umständen die entstehenden Tumorzellen nicht mehr identifizieren und anschließend zerstören kann.

Krebs verläuft auch heute noch oft tödlich. Deshalb ist seine Behandlung die größte medizinische Herausforderung der Zukunft. Chemotherapie oder auch moderne, das Immunsystem einschaltende Therapeutika erreichen eine gewisse Lebensverlängerung, aber meist keine Heilung. Die chirurgische Entfernung des Muttertumors und chirurgisch leicht zugänglicher Tochtergeschwülste ist derzeit die beste Behandlungsmethode. Bei manchen Tumoren kann auch eine Strahlentherapie sinnvoll sein. Angesichts der oft noch begrenzten Behandlungsmöglichkeiten ist die Vorsorge besonders wichtig. Das bedeutet für den Darm die Wahrnehmung von Vorsorge-Coloskopien (das heißt ohne vorhandene Beschwerden), die von den Krankenkassen ab dem 55. Lebensjahr bei Frauen und bei Männern wegen des höheren Risikos ab dem 50. Lebensjahr bezahlt werden. Natürlich gilt das auch für die gynäkologische Untersuchung bei Frauen und die Prostatauntersuchung bei Männern. Auch die Untersuchung der Haut zum Ausschluss von Hautkrebs gehört im Alter zur routinemäßigen Untersuchung. Eine gewissenhafte Vorsorge kann viel Leid ersparen!

Darmkrebs

Darmkrebs entwickelt sich häufig aus Polypen. Diese werden routinemäßig bei der Vorsorge-Coloskopie gleich mit abgetragen. Wenn einmal Polypen bei der Darmspiegelung gefunden wurden, weiß man, dass eine Veranlagung dazu besteht. Folge-Coloskopien sollten dann, je nach Größe und Anzahl der Polypen, im Abstand von drei bis fünf Jahren regelmäßig durchgeführt werden. Es gibt auch harmlose (hyperplastische) Polypen, bei denen der Zeitraum auf fünf bis zehn Jahre verlängert werden kann. Bei unauffälligem Darm sollten die Spiegelungen im Abstand von zehn Jahren erfolgen, wenngleich viele Gastroenterologen Fünf-Jahres-Intervalle für empfehlenswerter halten. Tumore und auch große Polypen können an ihrer Oberfläche leicht bluten, und dieses Blut vermischt sich für das menschliche Auge unsichtbar mit dem Stuhl. Ein Stuhltest auf okkultes Blut bringt es dennoch ans Licht. Er kann zu Hause durchgeführt werden. Bei Nachweis von Blut sollte immer eine Coloskopie gemacht werden.

Der häufigste Tumor des Dickdarms befindet sich im Rektum, auch Enddarm oder Mastdarm genannt. Wie beschrieben, haben Menschen mit Dickdarmkrebs häufig keine Beschwerden. Einzelne Warnhinweise sind neben Blutauflagerungen auf dem Stuhl der Wechsel zwischen Durchfall und Verstopfung, Bleistiftstühle und der unfreiwillige Stuhlabgang im Glauben, Winde ablassen zu wollen (der sogenannte falsche Freund). Wer ein gesundes Leben führt, hat sicher bessere Karten gegen den Darmkrebs, doch hundertprozentigen Schutz gibt es nicht. Diverse Studien empfehlen zum Schutz den reichlichen Verzehr von pflanzlichen Fasern, das heißt viel Obst, Gemüse und Salat. Rotes Fleisch sollte nur selten verzehrt werden.

Leberkrebs und Hepatitis

Krebs im Magen-Darm-Kanal entsteht oft an Stellen, an denen eine chronische Entzündung vorliegt: die Entzündung der unteren Speiseröhre durch Säurerückfluss aus dem Magen (Barrett Ösophagus), die chronische autoimmune oder durch Helicobacter pylori hervorgerufene Gastritis, chronisch entzündliche Darmerkrankungen und jene chronische Leberentzündung, die auch Hepatitis genannt wird. Der Grund liegt darin, dass durch Entzündung immer ein Wachstumsreiz gesetzt wird, um Reparatur einzuleiten. So ist ein häufiger Krebs jener, der nach einer Hepatitis-B-Virusinfektion auftritt, vor allem in China. Dort stecken die Mütter unter der Geburt ihre Säuglinge an, die über keine Abwehr verfügen, da ihr Immunsystem noch nicht ausgebildet ist. Die Hepatitis-B-Viren werden deshalb nicht erkannt, vermehren sich und haben die Eigenschaft, sich in das Erbgut der Betroffenen zu integrieren – auch an Stellen, an welchen dadurch Tumorgene aktiviert werden können. In Deutschland ist der Leberkrebs seltener als in China und entsteht in der Regel in einer durch Entzündung ausgebrannten Leber, das heißt in einer Schrumpfleber, auch Leberzirrhose genannt, die viele Wachstumsimpulse aussendet. Eine Leberentzündung nennt man immer Hepatitis, egal, ob sie durch Stoffwechselstörungen, Alkohol oder Viren hervorgerufen wird.

Wer an der Leber erkrankt, also eine Hepatitis entwickelt hat, steht häufig unter dem Generalverdacht, selbst daran schuld zu sein. Nach dem Motto: Das weiß doch jeder, dass die sogenannte Säuferleber vom Alkohol kommt. Vorurteile führen oft zu Fehlinterpretationen in Bezug auf die Krankheitsentstehung. Fakt ist aber, dass Alkohol bei Weitem nicht der einzige Auslöser für Lebererkrankungen und Leberkrebs ist. Davon abgesehen ist auch Alkoholsucht eine Erkrankung, und zwar eine sehr gefährliche, weil sie so verlockend erscheint. Viele Menschen rutschen kaum merklich in die Sucht. Kein Wunder, Alkohol gehört ganz selbstverständlich zu unserem gesellschaftlichen Leben. Wer sich auf einer Feier ans Wasserglas klammert, gilt als Spaßbremse. Viele Menschen genießen den kleinen Schwips bei mäßigem Alkoholgenuss. Die Herausforderung liegt darin, innerhalb einer gesunden Grenze zu bleiben. Und das ist gar nicht so einfach. Selbst Affen suchen sich vergorene Früchte, in denen Alkohol gebildet wird. Alkohol belebt, macht leicht und frei und beschwingt. Manche Länder umgeben ihre Bierbrauereien mit einem Heiligenschein.

Von Mönchen oder *mit Licht gebraut* heißt es in der Werbung. Vor Einführung der Softdrinks hat man im Mittelalter Bier als Hauptgetränk genossen, da es durch den Alkoholgehalt von 4 Prozent haltbar war und gelagert werden konnte. Milch dagegen muss gekühlt werden, und Kühlschränke gab es früher nicht. Wasser war zwar in unseren Breiten keine Mangelware, aber es schmeckt halt nach nichts, und es war in früheren Zeiten auch nicht immer hygienisch einwandfrei. Da war Bier die bessere Alternative. In einzelnen Ortschaften Niederbayerns wurde der Hopfen nach der Ernte in großen Bottichen gesammelt. Junge Frauen stiegen in früheren Zeiten nackt hinein und badeten in den Hopfenblättern. Denn Hopfen enthält Östrogene, die über die Haut in den Körper aufgenommen werden. So wirkte das Hopfenbad wie später die Antibabypille: Ungewollte Schwangerschaften konnten verhindert werden. Ich bin mir nicht sicher, ob dieser alte Brauch tatsächlich Wirkung gezeigt hat. Ich bin kein Gynäkologe, aber es wäre vorstellbar, dass etwas von dem pflanzlichen Östrogen über die Haut in den Körper aufgenommen wurde. Und da es eine Verfestigung des Schleims am unteren Muttermund bewirkt, könnte eine Abdichtung nach außen möglich sein.

Auch der Konsum von Wein ist seit Menschengedenken mit Genuss verbunden. Es ist die Dosis, die das Gift macht. Sucht ist so gefährlich, weil man immer mehr will und das Maß überschreitet. Vor allem Jugendliche sind gefährdet. Einsamkeit und Depression sind auch bei Älteren häufig der Grund, über die Stränge zu schlagen. Aber wo muss man streng sein und wo darf man genießen? Wie viel Alkohol ist erlaubt? Für die Seele und das Wohlbefinden so viel, wie wir genussmäßig vertragen, aber bitte nicht jeden Tag! Sonst droht Sucht. Und für die Leber? Männer sollen nicht mehr als ein Viertel Wein oder zwei Flaschen Bier (à 0,3 l) trinken, was 30 Gramm reinem Alkohol pro Tag entspricht. Empfohlen wird darüber hinaus, zwei Tage in der Woche nicht zu trinken. Frauen sollen nur halb so viel Alkohol zu sich nehmen. Warum? Der Alkoholabbau beginnt im Magen mithilfe eines Enzyms, der Alkoholdehydrogenase. Sie ist in Magen und Leber von Frauen genetisch bedingt vermindert, sodass Frauen mehr Alkohol in den Körper aufnehmen und in der Leber weniger schnell abbauen. Schlicht gesagt: Sie »vertragen« weniger. In der Leber existiert noch ein anderes Enzymsystem, das mit dem Alkohol aufräumt und bei beiden Geschlechtern gleich ist. Dieser MEIOS genannte Verbrennungsmotor ist beeinflussbar durch Medikamente, die den Abbau beschleunigen oder verlangsamen. Umgekehrt wird durch Alkohol die Verstoffwechselung der Medikamente gehemmt. Also Vorsicht bei gleichzeitiger Einnahme von Medikamenten und Alkohol!

Der übermäßig konsumierte Alkohol kann, aber er muss nicht zwangsweise zu einer alkoholischen Lebererkrankung führen. Die gefährliche Form heißt alkoholische Fettleberhepatitis. Im Ultraschall sieht man das Fett in der Leber milchig weiß, die Ränder sind von der prall mit Fett gefüllten Leber abgerundet. Eine Fettleber diagnostizieren wir im Blut an der isolierten Erhöhung des Enzyms Gamma-Glutamyltransferase (GGT). Die Funktion dieses Enzyms ist nicht so wichtig wie seine Ampelfunktion: Achtung, Fettleber! Eine Fettleber ist per se nicht gefährlich, wohl aber die Leberentzündung (Hepatitis). Sie greift nämlich die Leber an. Dann werden aus der Leber Enzyme, sogenannte Transaminasen, freigesetzt. Eine heißt GOT (oder auch AST genannt) und ist bei Alkoholschädigung erhöht.

Es gibt aber auch eine nicht alkoholisch bedingte Fettleberhepatitis. Diese sieht so ähnlich aus wie die alkoholische Fettleberhepatitis, nur dass anstatt der GOT (AST) die andere Transaminase, GPT (oder ALT genannt), freigesetzt wird. Sie kommt bei 5 Prozent der Bevölkerung vor und entsteht durch Übergewicht, Diabetes und hohes Cholesterin. Alle drei Faktoren sollten deshalb reduziert oder normalisiert werden, wenn man auf die eigene Gesundheit Wert legt. Die drei vorgenannten Risiko-Spieler treten oft gemeinsam auf. Bei Übergewicht wirkt das Insulin nicht mehr so gut. Im Verhältnis haben wir zu hohe Blutzuckerwerte bei gleichzeitig hohen Insulinspiegeln, die eigentlich den Blutzucker nach unten treiben sollten. Im Cholesterin steckt eine teuflische Gefahr. Wir brauchen es als Grundbaustein für Gallensäuren und viele Hormone, zum Beispiel das Stresshormon Cortison und die Sexualhormone Testosteron und Östrogen und auch das Vitamin D. Cholesterin ist auch ein wichtiger Bestandteil spezieller Strukturen in den Wänden unserer Zellen. Dort sind sie am Signalübertragungsapparat beteiligt. *Zu viel* Cholesterin führt jedoch zu seiner Ablagerung in den Gefäßwänden, und das ist der erste Schritt zur Entwicklung einer sogenannten Gefäßverkalkung. Im Verbund mit hohem Blutdruck und Rauchen ist die Erhöhung des Cholesterinwertes im Blut der deutlichste Risikofaktor für die Entstehung von Herzinfarkt und Schlaganfall: zwei häufige Zivilisationskrankheiten, die oft tödlich enden. Eine Verkalkung der Hirngefäße trägt darüber hinaus zur Entstehung einer frühzeitigen Demenz bei. Es gibt allerdings zwei Cholesterinwerte, einen guten und einen schlechten. Das »schlechte« Cholesterin heißt LDL-Cholesterin und sollte bei familiär durch Gefäßleiden gefährdeten Personen unter 100 Milligramm/Deziliter liegen. Was darüber liegt, weist auf eine angeborene Stoffwechselerkrankung hin, die nach meiner Meinung durch Diät nicht besser wird. Deshalb rate ich gefährdeten Personen, einen Cholesterinsenker einzunehmen. Solche Medikamente unterdrücken die Cholesterinbildung. Als Nebenwirkungen gelten Muskelentzündungen, die ich allerdings nur selten gesehen habe und die gegebenenfalls durch andere Statin-Präparate, die nicht zu solchen Nebenwirkungen führen, vermieden werden können.

Notfalls können auch Fischöl-Präparate in hoher Dosierung eingenommen werden, allerdings ist deren Wirkung eher schwach.

Eine Hepatitis durch Hepatitisviren wird im Volksmund Gelbsucht genannt, da die Haut der Betroffenen sich gelb verfärbt. Sie tritt wie aus heiterem Himmel auf – ohne Vorzeichen und Vorerkrankungen. Man kann sie durchaus mit Corona vergleichen. Nur macht diesmal der Körper einen Shutdown. Ungeheure Schwäche breitet sich aus, sodass man zu schlapp ist, zum Arzt zu gehen. Jede Bewegung wird als große Anstrengung empfunden. Müdigkeit ist der Schmerz der Leber.

Die Hepatitis A tritt in Ländern mit niedrigem Hygienestandard öfter auf als in Deutschland. Dennoch ist sie die häufigste Hepatitis und befällt meistens schon Kinder, die jedoch einen harmlosen Verlauf erleben. Die Erkrankung wird meist als Schmutz-Schmierinfektion vom Stuhl zum Mund übertragen. Der Durchseuchungsgrad ist hoch. Wenn ein Mensch keine Abwehrkörper gegen Hepatitis A hat, sollte er sich impfen lassen, insbesondere bei Reisen in Länder mit niedrigerem Hygienestandard. Dort ist das Infektionsrisiko höher, da mehr Menschen eine aktive Hepatitis A haben. Die Erkrankung heilt ohne Folgeschäden spontan aus. Medikamente gibt es nicht.

Die Hepatitis B wird hingegen nur durch Blut und Geschlechtsverkehr übertragen. Da Blutkonserven meist durch Testung vor einer Blutspende hepatitisfrei sind, wird die Hepatitis B heute als sexuell übertragbare Krankheit angesehen. Das Virus ist gemein, wie oben schon erwähnt baut es sich ins Erbgut des Menschen ein und kann Leberkrebs verursachen. Die gute Nachricht ist, dass eine Impfung davor schützt. Ferner gibt es Medikamente, die das Virus im chronischen Stadium unterdrücken, auch wenn sie es nicht ausrotten können.

Die Hepatitis C läuft meist ohne Gelbsucht, also ohne Shutdown, ab. Darin liegt ihre große Gefahr, denn die Betroffenen ahnen nicht, was sie in sich tragen. Häufig erfahren sie durch einen Zufallsbefund davon. Der Übertragungsweg bleibt oft unklar. Meist erfolgt eine Ansteckung übers Blut. Eine Risikogruppe für Hepatitis C sind die intravenös abhängigen Drogenkranken. Es gibt keine Impfung gegen Hepatitis C, aber seit einiger Zeit eine neue

Generation wirksamer Medikamente, die allerdings sehr teuer sind. Für ihre Entwicklung wurde 2020 der Nobelpreis für Medizin vergeben.

Chronische Leberentzündung (Hepatitis) führt zur Vernarbung der Leber (Fibrose). Dieses Reparaturprinzip ist auch bei der Haut und der inneren Haut des Magen-Darm-Kanals (der Schleimhaut) zu beobachten. Vernarbung bedeutet, dass sich das Bindegewebe verkürzt. Man spricht auch von Schrumpfleber. Wenn aber doch noch Fett in der Leber ist, entsteht eine Fett-Fibrose – hier ist die Leber nicht geschrumpft, sondern eher groß. Zirrhose bedeutet, dass neben dem Bindegewebe noch Leberzellknoten, Regeneratknoten genannt, wachsen. Die Leber hat die wunderbare Fähigkeit zu wachsen, auch wenn sie als ausgewachsen gilt. Sogar wenn man die halbe Leber entfernt, wächst sie wieder auf Normalgröße! Das schafft kein anderes Organ. Schade ... denn das wäre herrlich! Aber wir haben ja auch nur eine Leber, nicht zwei, wie es bei den Nieren, Augen und Ohren der Fall ist. Ohne Leber hätten wir an diesen Pärchen auch sehr schnell keine Freude mehr. Aber mit einem Teil der Leber schon. Eine Teil-Leberentfernung wird beispielsweise durchgeführt, wenn sich – fast zwangsläufig – mit der Zeit in der zirrhotischen Leber ein Krebs entwickelt. In frühen Krebsstadien oder bei irreparablem Leberschaden mit Leberversagen wird auch eine Lebertransplantation in Erwägung gezogen.

Bei einer Leberzirrhose staut sich vor der Leber der Pfortaderfluss, der das Blut vom Darm an die Leber leitet. Das Blut sucht sich Wege an der verhärteten Leber vorbei. Dabei bilden sich Krampfadern aus, mit Vorliebe an der unteren Speiseröhre oder dem oberen Magen. Diese können wegen des hohen Drucks leicht platzen, und es kommt zu einem Blutsturz: Die Folge sind massives Blut-Erbrechen und durch die Salzsäure schwarz verfärbter Durchfall, Teerstuhl genannt. Der Blutverlust kann zum Kollaps führen – eine lebensbedrohliche Komplikation. Eine andere Folge der Widerstandserhöhung in der Leber ist die Entstehung von Bauchwasser. Es liegt zwischen den Darmschlingen im Inneren des Bauchs. Vorher erscheinen noch Gasansammlungen im Darm. Da die Leber bei Zirrhose schwach ist, kann das von den Bakterien im Darm gebildete Ammoniak nicht mehr entgiftet werden. Als Ammoniakgas gelangt es in das Gehirn, und ein Leberkoma mit zunehmender Bewusstlosigkeit stellt sich ein. Wenn die Leber aufgibt, schalten sich über Reflexbögen auch die Nieren ab mit der dramatischen Folge eines Nierenversagens. Sie nehmen wieder Fahrt auf, wenn die Leber sich erholt hat oder nach Lebertransplantation. Die Leber ist eine Kämpferin und bei allem, was ihr manche Besitzer antun, fast unkaputtbar. Die Leber will leben!

TROTZDEM JA ZUM LEBEN SAGEN

Wir sind in dieselbe Schule gegangen, ich habe ihm Nachhilfeunterricht gegeben. Später sind wir nachts um die Häuser gezogen, wir waren beste Freunde und haben als junge Männer auf eigene Faust eine Überlandreise von Nord- über Mittel- nach Südamerika unternommen. Er war nicht ehrgeizig, sondern eher gemütlich, manche nannten ihn faul. Er hatte eine Uhr, die sich durch Bewegung selbst aufzog, und an seinem Handgelenk blieb sie oft stehen, so wenig bewegte er sich. Biertrinken war sein Kampfsport Nummer eins. Gleich dahinter oder gleichauf Rauchen. Er war Bassist und in der Musik zu Hause. Lebensfreude war sein Motto. Er war immer ehrlich, gutmütig, sozial, humorvoll, doch auch spöttisch – und er war ziemlich schlau. Ja, mein Freund Herbert hatte Ausstrahlung. Viele Menschen zog er geradezu magisch an, sie sonnten sich in seinem Licht. Als das Leben für ihn innerhalb kurzer Zeit dunkel wurde, kam einiges zusammen, auch ein Führerscheinentzug und ein abgebrochenes Studium. Er fing sich wieder, überraschte viele damit – und mit allem Folgenden erst recht: Er lernte das Zehn-Finger-System auf der Schreibmaschine, suchte Arztpraxen auf und bot an, für sie Gutachten zu schreiben. Überredete er sie oder kehrte seine alte Strahlkraft zurück? Er erhielt viele Aufträge, schrieb fehlerfrei und lieferte innerhalb von 24 Stunden. Die Nachfrage stieg. Er rekrutierte Schreibkräfte, eröffnete ein Schreibbüro, und schließlich arbeitete sein Team für fast alle Arztpraxen und auch einige Krankenhäuser in der Stadt. Herbert schuf sich Freiräume und musizierte wieder mehr. Eines Tages eröffnete er zur Überraschung aller ein Musikgeschäft, expandierte, hatte bald 20 Angestellte. Was er anfasste, gelang. Ein Tausendsassa und Glückspilz? Alkohol war schon lange kein Thema mehr, nur noch gelegentlich mit Freunden am Wochenende ein Bier. Immer an seiner Seite: Karla, seine Lebensgefährtin. Sie passten gut zusammen und strahlten beide. Große Ansprüche stellten sie nicht ans Leben. Musik, sein Fußballklub, das Hausboot, die Katzen, Skat, Gartengestaltung und natürlich Freunde. Sie waren glücklich.

Im März 2018, kurz vor meinem Ausscheiden als Klinikdirektor in Heidelberg, rief Herbert mich an. Wir hatten uns lange nicht gesehen, und ich freute mich sehr, seine Stimme zu hören. Doch Herbert rief nicht einfach nur so an. Er berichtete mir, dass sein Bauch oft prall gespannt sei und er nur noch jeden zweiten Tag Stuhlgang habe.

»Komm doch mal vorbei«, bat ich ihn.

»Geht das denn ohne Termin? Du bist doch bestimmt vollkommen ausgebucht.«

»Für dich hab ich immer Zeit«, sagte ich.

Zwei Tage später war er da, extra aus Amsterdam angereist, wo er schon eine Weile lebte. Ich hatte mir bereits einige Gedanken gemacht. Herbert war nie ernsthaft krank gewesen. Er war allerdings leicht übergewichtig und trieb wenig Sport. Sein größter Risikofaktor war das Rauchen, das er sich im Gegensatz zum Alkohol nicht abgewöhnt hatte. Bis zu zwei Päckchen pro Tag blies er in die Luft.

Bei seiner körperlichen Untersuchung fiel mir nichts Spektakuläres auf. Eventuell etwas Blähbauch. Ich meldete ihn zu einem Computertomogramm (CT) des Bauches an. Nur so ein Gefühl, glaubte ich, aber das stimmte nicht, denn ich befürchtete ja etwas. Dass nämlich unspezifische Bauchschmerzen, wie er sie geschildert hatte, auch von einem Krebs der Bauchspeicheldrüse rühren könnten. Und dieser Krebs ist heimtückisch!

Eine Stunde nach dem CT, als mir die Aufnahmen vorlagen, musste ich meinem Freund Herbert mitteilen, dass sich in seinem Körper ein extrem aggressiver Krebs, ein metastasiertes Pankreaskarzinom mit Absiedelungen in der Leber und im Bauchfell, entwickelt hatte. Anfänglich bestand auch der Verdacht auf Tochtergeschwülste in der Lunge. Es oblag mir, Herbert, mit dem ich in unserer Jugend durch dick und dünn gegangen war, das mitzuteilen.

Ich habe in meiner Laufbahn viele solcher Gespräche geführt, lebensbedrohliche Diagnosen verkündet. Es ist mir nie leichtgefallen. Aber ich sah es als meine Pflicht als Arzt an.

Vielleicht ahnte Herbert, dass ich ihm die schlimmste Nachricht seines Lebens übermitteln würde? Nein, er ahnte nichts. Er saß da, ganz entspannt, und sagte: »Es hat alles gut geklappt im CT.« Ich berichtete ihm, was gefunden worden war. Gefasst und konzentriert hörte Herbert mir zu, nickte oft. Warum nickt er denn immer, dachte ich, der ich in meinem Inneren die ganze Zeit den Kopf schüttelte. Ich wollte das nicht, nicht für Herbert, überhaupt für niemanden. Ich hasste den Krebs, den ärgsten Feind an unserer Klinik. Doch ich blieb sachlich, erklärte Therapiemöglichkeiten und Zukunft … was heißt hier Zukunft, den schmalen Streifen, der ihm noch blieb.

»Wie viel Zeit?«, fragte Herbert nach einem langen Schweigen, als ich geendet hatte.

»Wenn du dich behandeln lässt, elf Monate«, schätzte ich.

»Wie bringe ich das Karla bei?«, fragte er mehr sich als mich und ergänzte: »Wir sind nicht verheiratet.« Er zögerte, schaute mich dann entschlossen an. »Ich denke, elf Monate genügen. Ich muss jetzt viel regeln.«

Er stand auf wie einer, der das Leben anpackt. Doch jetzt packte er den Tod an, das wusste er, und weil er so wenig Zeit hatte, wollte er gleich beginnen. Am nächsten Tag rief er mich an und erzählte von seinen Plänen. Das Wichtigste: für Karla sorgen. Seine

Firmen mussten verkauft werden. Kinder hatte er nicht. »So ist es einfacher«, sagte er.

Ja und nein, dachte ich, selbst Vater.

Ich konsultierte einen Onkologen, der früher in meiner Abteilung gearbeitet hatte. Er empfahl, eine Probe aus einem Tumorknoten zu nehmen, um die Charakteristika dieses Krebses auf molekularbiologischer Ebene besser beurteilen zu können. Danach würde sich die Therapie richten.

Zu Beginn der Behandlung stand Herberts Tumormarker auf 32 000. Heute, knapp drei Jahre später, ist er bei 2000 – obwohl es sich um einen extrem aggressiven Krebs handelt. Zweimal wurde Herbert operiert. Es war leider nicht möglich, den Tumor zu entfernen. So blieb nur Chemotherapie. Da hatte er seine Firmen schon verkauft und Karla geheiratet. Sie machten Städtereisen, wanderten viel, und ich glaube, wenn er seine alte Uhr noch hat, muss er sie nicht mehr aufziehen, das macht sie nun von selbst.

Über seine Krankheit spricht Herbert nicht. »Das ist kein Thema für mich, ich bin am Leben, das würde mich nur runterziehen.« Dennoch ist ihm die Krankheit nicht egal. Er sucht den Rat von Experten und verfolgt die Reaktionen seines Körpers ganz genau. Alles, was ihm von Ärzten berichtet wird, prüft er bis ins letzte Detail. Er gibt nicht auf, darin ist er sich treu geblieben. Äußerlich ist dem noch immer charismatischen Mann nichts anzumerken. Er ruht in sich und ist zufrieden. Er raucht weiter, wenn auch weniger, verzichtet jedoch vollständig auf Alkohol. Wie es tief in seinem Inneren aussieht, weiß ich nicht. Ich will da auch nicht bohren. Aber er weiß, dass ich für ihn da bin. Immer. Ich kann mir vorstellen, dass es Momente gibt, in denen er allein ist und Wut, Trauer und Verzweiflung empfindet. Warum gerade ICH? Aber vielleicht ist es auch ganz anders.

Im Kontakt mit meinen schwer kranken Patienten frage ich mich immer wieder einmal, wie ich reagieren würde, wenn mir ein solches Schicksal widerfahren würde. Obwohl ich gesund bin, bilde ich mir gelegentlich ein, eine schwerwiegende Erkrankung zu haben. Ärzte neigen häufig zur Hypochondrie. Vielleicht würde ich an der Stelle meines Freundes Herbert verzweifeln. Woran? An der Angst vor dem Tod, der Angst vor dem Leiden? Leiden kann in vielerlei Gestalt auftauchen. Neben Krebs, Herzinfarkt und Schlaganfall ist auch die Demenz eine Geißel der Menschheit. Krankheitsbewältigung – egal bei welchem Befund – ist für alle Menschen die größte Herausforderung ihres Lebens. Demut, Respekt und Dankbarkeit sind die Werte, die Arzt und Patient in diesen kritischen Zeiten zum Wohlbefinden für die Seele brauchen. Viele vom Tode bedrohte Patienten stellen sich die Frage: Habe ich alles richtig gemacht? Sie fragen mich: »Herr Doktor, manchmal weiß ich nicht, ob ich alles gut gemacht habe. In der Rückschau sieht alles anders aus.« Oder sie fragen: »Ist das die Strafe für die Fehler, die ich in meinem Leben gemacht habe?«

Aber ich bin kein Gott in Weiß, bloß ein Mensch im weißen Kittel. Ich setze mich zu meinen Patienten, und wir reden. Manche dieser Gespräche habe ich nie vergessen, oft werden sie im Angesicht des Todes philosophisch. »Fallen mir die Leiden, die ich anderen angetan habe, jetzt auf die eigenen Füße?«, fragte ein Mann. Ein anderer, Buddhist, fragte das nicht, er war davon überzeugt. »Ach, wenn ich doch die Zeit zurückdrehen könnte«, den Satz habe ich oft gehört. Manche wollen schlechtes eigenes Verhalten wiedergutmachen oder den Schlendrian an der eigenen Gesundheit. Hätte man doch bloß nicht so fahrlässig gehandelt mit dem Alkohol, mit den Zigaretten, mit zu wenig körperlicher Aktivität, zu wenig Schlaf, zu wenig gesundem Essen! Schuldgefühle kommen auf. Aber auch Fatalismus: Du hast es getan, und jetzt musst du es ausbaden. Es gibt keinen Ausweg. »Oder kann man jetzt noch etwas machen, Herr Doktor?«

»Es ist nie zu spät«, pflege ich zu sagen. Auch wenn wenig Zeit bleibt, kann sie immerhin genutzt werden, um manches zu reparieren, zu versöhnen, um Verzeihung zu bitten und zu verzeihen, in Frieden zu sterben.

Mit dem Schicksal kann man hadern oder man kann es annehmen. Wie mit Katastrophen umgehen? Verschiedene Menschen reagieren unterschiedlich. Der Psychiater und Neurologe Viktor E. Frankl beobachtete seine Leidensgenossen, mit denen er in mehreren Konzentrationslagern inhaftiert war, darunter Auschwitz und Dachau. Später schrieb er ein aufwühlendes und berührendes Buch darüber: *Trotzdem Ja zum Leben sagen – ein Psychologe erlebt das Konzentrationslager*, in dem er sich auch auf die Suche nach dem Sinn des Lebens begibt. Er schildert, dass Häftlinge, die im Konzentrationslager alle Hoffnung verloren, auch den Halt am Leben einbüßten. Wer an eine Zukunft glaubte, hatte bessere Chancen, sie zu erleben. Viktor Frankl selbst glaubte an seine Zukunft. Nach seiner Befreiung begründete er unter anderem die Logotherapie, schrieb zahlreiche, in viele Sprachen übersetzte Bücher und erhielt weltweit Ehrendoktorate, ehe er 1997, 92-jährig, nach einem sehr bewegten und aktiven Leben starb.

Wie alt mein Freund Herbert werden wird? Das habe ich mich oft gefragt. Ende 2021 verstarb er schließlich, fast vier Jahre nach Diagnosestellung. Zum Schluss verließen ihn die Kräfte und zwei Wochen später schlief er in Frieden ein. Das war ein ungewöhnlich langer Krankheitsverlauf, wie ich es in meiner Praxis einige Male erlebt habe: Patienten, die nicht wegschauen, sondern die Verantwortung übernehmen, handeln – und dann das Gute füttern. Jeder Mensch ist anders, und alles ist möglich. Die innere Einstellung eines Patienten zum Leben, zu seiner Therapie und auch zu seinem Arzt, das alles hat entscheidende Auswirkungen auf den Verlauf und damit auf die Selbstheilungskräfte. Denn darum geht es im Grunde. Den Schutz des Körpers zu stärken, damit er die Angreifer rausschmeißt. Idealerweise kommen sie erst gar nicht rein, sondern bleiben schon im Schleim stecken.

DIE INNERE HAUT

Wenn wir Haut sagen, meinen wir in der Regel die äußere. Wer weiß schon, dass es auch eine innere gibt. Es ist die Schleimhaut, die sich vom Magen bis zum After erstreckt. Ihre Verwandten sind die Schleimhäute in Mund und Nase, im Bronchial- und Urogenitalsystem. Alle sind in ihrem Aufbau verschieden, jedoch produzieren sie alle Schleim zum Schutz vor schädlichen Eindringlingen.

Vergleichbar ist das medizinische Neuland Schleim vielleicht mit den Faszien, die, heute in aller Munde, wissenschaftlich unumstritten sind, aber auch erst »entdeckt« werden mussten. In der Embryonalentwicklung leitet sich der Darm aus dem Inneren der drei Keimblätter ab, dem Enteroderm oder auch Entoderm (von griechisch »entos« oder »endon« = innen und »derma« = Haut).

Der Darm ist Teil unserer inneren Haut, der Schleimhaut. Schleim ermöglicht uns das Leben von Anfang an: in der Gebärmutter, deren Schleimhaut dafür sorgt, dass wir gut geschützt und unter sterilen Bedingungen wachsen und gedeihen.

Zugegeben – es gibt schönere Namen. Doch ohne Ihre Schleimhäute könnten Sie diese Zeilen nicht lesen. Sie wären dann nämlich gar nicht da beziehungsweise nicht mehr. Vermutlich wissen Sie noch recht wenig über die innere Haut. Diese Lücke sollten Sie schließen, es lohnt sich! Denn der natürliche Schutzschild Schleim wehrt Bakterien und Viren ab, für die es sonst ein Kinderspiel wäre, in den Körper einzudringen. Schleim schützt die innere Haut wie ein Handschuh. Ohne unseren Bodyguard Schleim kein Sein!

Schleim, das geheimnisvolle Wesen

Trotz seiner wichtigen Aufgabe im Körper wird der Schleim in der Wissenschaft flächendeckend ignoriert – als wäre er nur als Schleimhaut ohne Schleim zumutbar. So war das zu meiner Zeit als Student, und so ist es noch heute. Aber können wir es uns leisten, auf diesen weichen, aber wichtigen Stützpfeiler – o ja, Schleim ist stark – unserer Gesundheit zu verzichten? Ich denke, es ist höchste Zeit, den Schleier der Scham vom Schleim zu nehmen und ihn in seiner fundamentalen Bedeutung für unsere Gesundheit und Vitalität zu würdigen, gerade auch, was den Darm betrifft.

Als Erstes sollten wir einige Vorurteile unters Mikroskop legen: Woran denken Sie, wenn Sie Schleim hören? An Schnecken? Einen kettenrauchenden Onkel und seinen Raucherhusten? Oder an einen dem Zäpfchen verwandten Menschentypus, der nur wenig Rückgrat besitzt, umgangssprachlich ein Schleimer?

Der Schleim, mit dem wir uns im Folgenden befassen, hat sehr wohl Rückgrat, wenngleich es unsichtbar ist, worin im Übrigen seine Stärke liegt. Schleim spinnt ein Netz, ein Abwehrsystem, in dem sich so mancher feindliche Agent verheddert. Und er arbeitet undercover, hat jede Menge Verkleidungen auf Lager, entschlüpft dem Zugriff und der Bändigung. Dabei ist er aber alles andere als ein Egomane: Im Gegensatz zu James Bond ist er ein Teamplayer. In einer Fußballmannschaft würde man Schleim zusammen mit der Oberfläche der Atemwege, des Urogenitalsystems und des Magen-Darm-Kanals als Verteidiger einsetzen. Wir alle haben keine Ahnung, wie vielen Grippetoden wir dank unseres Schleims entgangen sind, aber glauben Sie mir: Es sind sehr viele! Vielleicht auch dem Coronavirus – mittlerweile gibt es Firmen, die Nasenspray gegen Corona verkaufen, um den Schleim zu verdichten, damit das Virus nicht eindringen kann.

Schleim ist nicht gleich Schleim. Einer verlässt die Heimat, der andere bleibt immer zu Hause. Letzterer wird auch dort gebildet, uneinsehbar, von den Schleimzellen in Magen, Darm, Galle, Bauchspeicheldrüse, da wird er gebraucht, da residiert er im Verborgenen an der Oberfläche. Der sekretorische Schleim aus Mund-, Nasen-, Rachen-, Genitalbereich und den Bronchien bleibt uns hingegen nicht verborgen. Der Schnupfen ist lästig, aber wichtig: Die Schleimhaut schwillt an und produziert so viel Sekret, weil wir einen beziehungsweise viele Angreifer einschleimen und herausniesen und -schnäuzen. Das Gleiche bei Husten. Unsere Lunge wurde angegriffen, die Aggressoren werden durch Schleim isoliert und damit abgehustet. So kennen wir Schleim als zähflüssige, organische Absonderung zum Schutz der Organoberfläche, wo er ein sehr empfindliches, vielschichtiges Flimmerepithel bedeckt – einen Teppich aus Millionen von Zellen mit beweglichen Härchen, den Flimmerhärchen. Sie bewegen sich in der Lunge wellenartig von den Bronchien in Richtung Rachen, mit einer Frequenz von 1000 Schlägen pro Minute, und transportieren den Schleim wie auf einem Förderband mit einer Geschwindigkeit von einem Zentimeter pro Minute. Im Rachen wird der Schleim verschluckt und landet schließlich im Magen. Wird zu viel Schleim produziert oder ist das Flimmerepithel angegriffen, zum Beispiel durch eine Bronchitis oder Rauchen, dann springt als Ersatzmotor zur bronchialen Reinigung der Husten ein. Zweck der Schleimproduktion ist die Entledigung von eingeatmeten kleinen Fremdkörpern, Staub und vor allem von Eindringlingen wie Bakterien, Pilzen und Viren. Es gibt Krankheiten, bei denen wird zu wenig Schleim produziert oder nur schlampig; der Schutzschild ist dann zu dünn oder wird löchrig.

Mein Hauptinteresse als Gastroenterologe gilt naturgemäß weniger dem Nasen- als dem »treuen« Darmschleim und seiner Mutterschleimhaut. Seit 1996 beschäftige ich mich verstärkt mit unserer inneren Haut und habe in knapp 30 wissenschaftlichen Veröffentlichungen die Funktionen und die Erkrankungen dieser Schleimhaut beschrieben. Nach meiner Überzeugung schützt gesunder Schleim auch vor Krebs, da krebsbildende Substanzen dann nicht mit der Schleimhautoberfläche in Verbindung kommen. Menschen, deren Schleim löchrig ist – zum Beispiel Colitis-Patienten –, haben ein deutlich erhöhtes Krebsrisiko.

Auf den folgenden Seiten werde ich meine wissenschaftlichen Erkenntnisse zum ersten Mal einem breiten Publikum vorstellen, nämlich Ihnen, meine lieben Leserinnen und Leser.

In der Medizin lernt man von Beobachtungen. Zu den häufigsten Schleimhauterkrankungen im Magen-Darm-Trakt gehören die chronisch entzündlichen Darmerkrankungen Colitis ulcerosa und Morbus Crohn. Bis heute ist unbekannt, wie sie entstehen. Die einen glauben, dass ein hyperaktives Immunsystem zur Darmentzündung führt, die anderen vertreten die Hypothese, dass es sich um eine Barrierestörung handelt. Barriere heißt in diesem Fall Schleimhaut und darauf liegender Schleim, der den Darminhalt gegen den Körper abdichtet. Beide Erkrankungen sind so peinlich, dass die Betroffenen meistens nur mit anderen Leidtragenden oder Ärzten sprechen. Viele gesunde Menschen können es sich nicht vorstellen, dass Erwachsene ihren Darm nicht kontrollieren können, einmal von einer vorübergehenden Rache Montezumas abgesehen. So entsteht sehr viel Unverständnis, wo Mitgefühl angebracht wäre.

Colitis ulcerosa

Die Colitis ulcerosa betrifft meist junge Erwachsene mit einer Häufigkeit in Deutschland von 250 pro 100 000 Menschen. Die Erkrankung macht sich durch blutige Durchfälle und Schmerzen beim Stuhlgang bemerkbar. Die Durchfälle können bis zu viertelstündlich auftreten und halten sich an keine Ruhe- oder Schlafenszeiten, sodass die Erkrankten zusätzlich durch Übermüdung schwer angeschlagen sind. Oft liegt auch eine Inkontinenz vor: Die Patienten können den Stuhl nicht halten und verlieren ihn unkontrolliert. Und das in einem Alter, in dem man in sein eigenes Leben startet, sich verlieben und Spaß haben will, eine Familie gründen und Karriere machen.

Zu Beginn der Colitis ist meist nur der letzte Teil des Dickdarms, der Mastdarm, betroffen. Da der Dickdarm mit seiner Wasserrücknahmevorrichtung noch funktioniert, ist der Stuhl fest. Die Patienten beobachten aufgelagertes Blut auf dem noch geformten Stuhl. Manchmal sehen sie auch nur Blut am Toilettenpapier. Die Erkrankung kann aber auch mit einem Paukenschlag beginnen, bei dem der ganze Darm betroffen ist und mit blutigen Durchfällen und Schmerzen reagiert. Panik bricht aus. Ist das Krebs? Wem kann ich mich anvertrauen? Wie kann ich meine ständigen Toilettengänge in der Schule oder vor den Kollegen erklären? Was mache ich, wenn in einer Konferenz mal was in die Hose geht? Kriegt womöglich der Chef Wind von meinen Problemen? Behalte ich meinen Arbeitsplatz trotz vieler Fehlzeiten?

Wer einmal eine unkontrollierte Stuhlentleerung erlebt hat, weiß, was ein Verlierergefühl ist: Scham und Verlust des Selbstwertgefühls. Im Kopf vieler Colitis-Patienten kreisen die immer wiederkehrenden Fragen: Wo ist die nächste Toilette? Was, wenn sie besetzt ist? Habe ich Münzgeld dabei? Hoffentlich gibt es ausreichend Toilettenpapier! Angst vor den mit dem Stuhlgang verbundenen Schmerzen und Krämpfen kommt hinzu. Wann ist der Stuhlgang endlich zu Ende, wie lange muss ich sitzen, denn wenn ich glaube, dass es vorbei ist, kommt ja oft noch was nach.

Das Feuer der Colitis ulcerosa breitet sich je nach Schweregrad kontinuierlich von unten nach oben aus. Mit der Zeit vernarbt die malträtierte Schleimhaut, der Dickdarm verkürzt sich, die inneren

Falten glätten sich. Es entsteht ein verkürztes, starres Rohr mit weniger funktionstüchtiger Schleimhaut. Der Verschluss zum Dünndarm öffnet sich durch die Vernarbung. Darmbakterien können ungehindert in den Dünndarm zurückfließen und dort ihr Unheil fortsetzen. Verzweifeltes Aufbäumen mit Reparaturabsicht endet in der Anhäufung von Schleimhautzellhaufen am Rand der Narben.

Da Darmprobleme leider oft mit dem eigenen Willen erklärt werden – so sind wir als Kinder zur Reinlichkeit erzogen worden –, müssen sich die Patienten von diesem Vorurteil befreien und begreifen, dass sie nichts dafür können. Das ist häufig ein langer Prozess. Unterwegs werden unzählige Diäten und alternative Heilmethoden ausprobiert, der lieb gewonnene Lebensstil fundamental geändert – aber nichts hilft wirklich. Und wie erklärt man anderen, woran man leidet? So eine Ekelkrankheit! Wer will schon mit so jemandem zusammen sein? Mir graut es vor mir selbst. Und wenn es ganz schlimm ist: Ich wünschte, ich wäre tot ...

Solche Sätze habe ich oft gehört – und versuche seit Jahrzehnten alles Menschen- und Medizinmögliche, um diesen Patienten Linderung zu verschaffen. Ihr Schicksal bewegt mich stark, zumal die konventionelle Therapie sich auf die Symptome beschränkt, indem die Entzündung gehemmt wird. So viel Verzweiflung habe ich bei diesen Patienten gesehen und gehört! Diejenigen, die trotz ihrer Erkrankung lebensfroh wirken, kann ich an den Fingern einer Hand abzählen. Für viele bin ich die letzte Hoffnung. Manche schaffen es aber gar nicht in meine Praxis, da sie wegen des häufigen Stuhlgangs das Haus nicht verlassen können. Das Tragen von Windeln hält den unkontrollierten Stuhlabgang nicht wirklich zurück. Mit manchen Patienten habe ich deshalb nur telefonisch oder per Mail Kontakt.

Max im Hungerstreik

Einige Patienten sind sehr jung, so wie Max, gerade einmal sechzehn – manche noch jünger. Ein halbes Jahr redeten seine Eltern auf ihn ein, ehe er sich bereit erklärte, mich aufzusuchen. Dünn, verschlossen, tieftraurig, das Gesicht voller eitriger Akne, wie ein Häufchen Elend saß er vor mir. Wollte zuerst gar nichts sagen. Die Eltern stellten ihn mir vor. Erzählten von seinen guten Noten. Früher. Von den Freunden. Früher. Alles, was schön war, gehörte der Vergangenheit an. Max' Leben war in ein Davor und Danach zerfallen. Seit drei Monaten war Max nicht mehr in der Schule gewesen. Er wollte auch nicht mehr hin, denn es hatte einen Vorfall gegeben. Jetzt nannten sie ihn – die Mutter flüsterte es, und in ihren Augen sah ich Tränen –»Hosenscheißer«.

Max seufzte gequält auf.

»Ja, das höre ich öfter«, sagte ich. Auch von den Therapien, die bislang versucht worden waren, hatte ich schon oft gehört, dass sie langfristig keine Besserung brachten.

»So eine Scheiße, gell«, sagte ich und schaute Max mitfühlend an.

Er nickte. Und endlich begann er zu sprechen. »Das können Sie laut sagen, Herr Doktor.«

»Was ist denn am schlimmsten?«

»Dass ich nicht mehr Fußball spielen kann. Ich war ziemlich gut ... Früher.«

»Er sollte in ein Leistungszentrum aufgenommen werden, da waren Leute vom Klub da und haben sein Potenzial gesehen«, sagte der Vater mit rauer Stimme und noch immer stolz.

»Überhaupt Sport«, sagte Max, setzte an, mehr zu sagen, schwieg dann doch lieber.

»Das hat wehgetan, gell?«

Er nickte.

»Das kann man eben nicht mit so einem Durchfall, oder es bräuchte in einem Verein mehr Verständnis. Aber wehe, da ist mal einer anders. Der wird doch gleich ausgegrenzt«, empörte sich die Mutter. Ich konnte mir schon denken, was die Familie hatte aushalten müssen. Der Vater rang um Sachlichkeit und berichtete, dass man anfangs geglaubt habe, man würde die Sache schon in den Griff kriegen. Die moderne Medizin hat doch für alles eine Lösung. Doch es wurde alles immer schlimmer anstatt besser. So schwenkte man auf eine Cortison-Stoßtherapie um, die mit 100 Milligramm begann und in der Folge wöchentlich um 10 Milligramm gesenkt wurde. Was zuerst Hoffnung machte. Doch als man bei einer Dosis von 20 Milligramm angekommen sei, wäre der blutige Durchfall zurückgekehrt. Der nächste Versuch lautete Azathioprin.

»Das wollte ich überhaupt nie nehmen«, sagte Max leise.

»Du hast wahrscheinlich ... darf ich überhaupt du sagen?«

Er nickte.

»Also, du hast wahrscheinlich den Beipackzettel gelesen?«

»Klar. Ich schluck doch nicht irgendwas, nur weil mir so ein Weißkittel ...«, er stockte.

»Ist schon in Ordnung«, sagte ich. »Zu denen gehöre ich ja auch. Und ich verstehe, dass einem so ein Beipackzettel ganz schön Angst einjagen kann. Egal, wie alt man ist, und auch wenn man Arzt ist.«

»Wie? Sie haben Angst vor Beipackzetteln?«

»Nun, ich bin derjenige, der ein Medikament verordnet. Für mich sind diese meterlangen Dinger eine Qual. Je neuer ein Medikament, desto länger der Beipackzettel – auch wenn es sich um ein relativ harmloses Produkt handelt. Ich möchte behaupten, dass jedes Medikament – sollte es wirken – auch Nebenwirkungen hat, und wenn es ›nur‹ eine mögliche allergische Reaktion ist.«

»Das ist ja irgendwie logisch«, sagte Max, und diesmal nickte ich.

Die Liste der Nebenwirkungen wird lang und länger, da alles, was in einer definierten Beobachtungsphase auftritt, vermerkt wird mit Angabe der Häufigkeit: zum Beispiel 10 Fälle auf 1000 Patienten.

Aber wie sollen die Patienten das bewerten? Auch wir Ärzte wünschen uns bei Beipackzetteln mehr Übersichtlichkeit. Doch sie dienen nun mal der Absicherung der pharmazeutischen Industrie und nicht den Patienten. Die verzichten dann nicht selten auf die Einnahme. Ich möchte behaupten, dass nur 50 Prozent der verschriebenen Medikamente eingenommen werden. Wenn der Arzt mit dem Patienten ausführlich bespricht, warum er welches Medikament empfiehlt, nehmen die Patienten die Medizin zuverlässiger – weil sie dem Arzt, nicht dem Medikament vertrauen, was sie dann natürlich doch tun, aber über einen Umweg. Außerdem haben sie das gute Gefühl, selbstbestimmt zu handeln. Eigenverantwortlichkeit, Vertrauen und sich als Patient ernst genommen zu fühlen – das sind wichtige Impulse für die Selbstheilungskräfte.

Max' Mutter mischte sich ein. »Es ist für mich entsetzlich, dass unser Sohn«, sie warf ihrem Mann einen Blick zu, »so starke Medikamente nehmen muss.«

»Wir haben nach Alternativen gesucht«, sprang ihr Max' Vater bei. »Vitamine und ein Weihrauchpräparat, ach, das kennen Sie sicher alles. Wir haben nichts unversucht gelassen, obwohl unser Hausarzt sagte, da könnten wir das Geld genauso gut zum Fenster rauswerfen.«

Kurz überlegte ich, ob ich darauf antworten sollte, doch ich entschied mich dagegen. Es gab so viel anderes zu besprechen. Meiner Meinung nach sollte man keine Therapie verteufeln. Wir alle wollen doch dasselbe: Heilen! Wir haben ein gemeinsames Ziel, der Sinn all dieser Versuche ist die Stärkung der Selbstheilungskräfte. Manche Patienten und Ärzte vertrauen der Naturheilkunde mit ihren verschiedenen Verfahren, Diäten oder auch Yoga und Akupunktur. Meine Meinung ist: Wer heilt, hat recht.

»Das Cortison hat Max nicht geholfen, im Gegenteil, eine schlimme Akne hat er bekommen. Früher hatte er immer eine ganz glatte Haut, sogar als seine Freunde Pickel bekamen, war seine Haut wie ein Pfirsich«, erinnerte sich die Mutter wehmütig.

»Ich hab keine Freunde mehr«, sagte Max trotzig.

»Ja, weil du auch nie rausgehst«, dozierte der Vater unnötigerweise hinzu.

»Mit der Pickelfresse?«, fuhr ihn sein Sohn an.

Dass eine Cortisonbehandlung zu unreiner Haut führen kann, ist bekannt. Cortison steht seit einiger Zeit in einem schlechten Ruf. Manche Patienten haben Angst, Cortison einzunehmen, weil sie von so schrecklichen Nebenwirkungen gehört haben: Stiernacken, Stammfettsucht mit dünnen Armen und Beinen, die, als gehörten sie nicht dazu, unter einem dicken Bauch stecken, Depression, schwere Infektionen (auch der Haut) und Zuckerkrankheit. Das tritt aber nur bei hoher Dosierung über einen langen Zeitraum auf.

Cortison ist das körpereigene Stresshormon. Stress meint hier allerdings keine nervliche Belastung, sondern eine unterbewusste Reaktion des Körpers, zum Beispiel auf Infektionen, um sich im Stoffwechsel darauf einstellen zu können und etwa eine Extraportion Blutzucker bereitzustellen. Cortison kann von außen in hohen Dosen gegeben werden und wirkt dann wie ein antientzündliches Medikament; es hilft sehr oft und zuverlässig. Es sollte aber nicht langfristig gegeben werden. Denn die dauerhafte Einnahme kann tatsächlich zu Nebenwirkungen führen wie zum Beispiel Infektanfälligkeit, Osteoporose und eben Akne. Der Super-GAU bei einem jungen Mann auf Brautschau.

Ähnliche Familiendramen wie bei Max hatte ich schon öfter erlebt. Verzweifelte Eltern, die alles versuchen, um ihre Kinder zu erreichen, die sich durch die Krankheit immer mehr in sich zurückziehen. Immer neue Therapie- und Diätversuche. Max befolgte zusätzlich eine strikte Schonkost. Im Anschluss wurde ihm von seinem Gastroenterologen dringend geraten, ein Medikament zu nehmen, das sein Immunsystem stark unterdrückte. Nein, sagte Max und trat in einen …

»Hungerstreik«, wie es seine Mutter nannte.

»Nein, Mama. Das war ein Diätstreik«, korrigierte er sie und erklärte mir: »Ich hab über zehn Kilo abgenommen. Ich merk ja selbst, wie schwach ich werde. Was haben all die Diäten denn gebracht? Nichts! Ich esse jetzt nur noch, was ich will.«
»Aber Hamburger und Pizza tun dir doch nicht gut!« Die Mutter schluchzte fast.
»Und der andere Scheißfraß, hat der vielleicht was geholfen?«, zischte Max.
»Immerhin isst Max auch Obst«, warf der Vater beschwichtigend ein.
»Aber einseitig!«, rief die Mutter. »Oder ist das gesund, Herr Doktor«, wandte sie sich an mich, »wenn man pfundweise Bananen verdrückt, noch dazu roh?«
»Sie meint grün«, grinste Max.
»Grüne Bananen?«, wiederholte ich verblüfft.
»Ja, irgendwie mag ich die«, sagte Max.
»Ich auch«, sagte ich.
Fragend schauten mich die drei an.
»Vielleicht machst du genau das Richtige. Vielleicht sind die grünen Bananen genau das, was du brauchst«, sagte ich zu Max. Und dann erzählte ich ihm meine Geschichte.

Grüne Bananen

»Vor vielen Jahren war ich auf einem Kongress. Gastroenterologen aus der ganzen Welt berichteten ihre neuesten Forschungsergebnisse. Als letzter Vortragender referierte ein amerikanischer Professor zur Therapie der Pouchitis. Das ist eine Entzündung in einem aus der letzten Dünndarmschlinge geformten Reservoir, das nach Dickdarmentfernung den Stuhl auffangen kann. Im Gegensatz zu seinen Vorrednern, bei denen man manchmal fast eingenickt wäre, sprach er mitreißend, locker und humorvoll über dieses schwierige Thema.«

Auch ich schlug einen lockeren Ton an und verschonte Max mit Hiobsbotschaften, die ihm ohnehin bekannt waren. Ich musste den Teufel nicht an die Wand malen, denn dort prangte er bereits. Häufig wird Patienten wie Max, die an Darmentzündungen leiden, zur Entfernung des Dickdarms geraten, früher sogar zur Anlage eines künstlichen Darmausgangs. Das ist heute glücklicherweise nicht mehr das Standardverfahren; ich werde es dennoch im Folgenden kurz erklären.

Denn die Entfernung des Dickdarms ist zwar keine schöne, aber doch eine medizinisch gute Lösung. Letztlich geht es um Leben oder Sterben, wenn alle anderen Therapien, ob Cortison, Antibiotika oder Immunsuppressiva, keinen oder kaum Erfolg mehr zeigen, wie es sich auch bei Max abzeichnete. Die Dickdarmentfernung mit Pouchanlage als Auffangreservoir des Stuhls führt bei Colitis ulcerosa oft zu der erwähnten Entzündung. Diese Pouchitis ist mit den herkömmlichen Therapieverfahren nicht gut behandelbar.

»Genauso könnte man grüne Bananen geben«, sagte der Professor am Rednerpult.

Grüne Bananen, dachte ich. Das ist interessant! Warum erwähnt er grüne Bananen? Nun gut, es heißt, dass Bananen stopfen, aber sie sind schlecht verdaulich, vor allem, wenn sie grün sind. In den folgenden Tagen, die zu Wochen und dann Monaten wurden, las ich alles, was in der wissenschaftlichen Literatur über grüne Bananen veröffentlicht wurde, verbiss mich buchstäblich in diese Frucht und entdeckte, dass sie besonders viel Lecithin enthält, ein phosporhaltiges Fett. Jetzt war ich zu Hause, ich habe schließlich über Fette promoviert und auch später in meiner Laufbahn immer wieder mit Fetten zu tun gehabt. Lecithin hatte ich bislang noch nicht unter die Lupe genommen. Das änderte sich jetzt schlagartig.

Lecithin finden wir in der Natur überall. Nicht nur in grünen Bananen, auch in anderen Lebensmitteln ist es angereichert, zum Beispiel in Soja, Sonnenblumen, Nüssen und Eiern. Aber es kommt auch in Schokolade und Speiseeis vor. Lecithin ist der Baustein unserer Zellwände, der sie stark macht. Deshalb ist es bei vielen so beliebt, und manche können gar nicht genug davon bekommen. In Russland vielleicht, weil es heißt, Lecithin würde die Leber stärken. Nazdrowie! In unseren Drogerien finden Lecithin-Präparate reißenden Absatz, weil sie so gut für das Gehirn sind, denn in unserem Oberstübchen sind starke Zellwände besonders wichtig. Die Oberstübchen von Wissenschaftlern sind allerdings noch nicht ganz aufgeräumt in dieser Frage. Sicher ist allerdings, dass Lecithin nicht gefährlich ist. Wir vertragen es auch in hohen Dosen bis 35 Gramm täglich.

Bei meinen Recherchen fand ich heraus, dass die Lecithin-Lieferanten, die grünen Bananen, bereits einmal mit Erfolg zur Therapie von Magengeschwüren eingesetzt wurden. Ferner konnte ein Einlauf mit Lecithin eine Colitis verbessern. Schützt Lecithin die Schleimhaut im Magen-Darm-Trakt? Sollte im Lecithin der Schlüssel zur Therapie der Darmentzündungen liegen? Ich war elektrisiert und forschte Tag und Nacht, immer die Frage im Kopf: warum gerade grüne, also unreife Bananen? Ich vermutete, dass unreife Bananen wegen ihres harten und schwer verdaulichen Fruchtfleischs längere Zeit im Magen verweilen und somit intensiven Schleimhautkontakt haben. Aufgrund ihrer Beschaffenheit sind sie von den Verdauungsenzymen der Bauchspeicheldrüse nicht so gut zu knacken. Da jedoch nur aufgespaltene Fettanteile in den Körper aufgenommen werden können, wäre es möglich, dass das nicht angegriffene, ungespaltene Lecithin weniger gut in den Körper aufgenommen wird und somit in tiefere Darmabschnitte gelangt. Und genau da muss es hin. Medikamente an jenen Ort zu transportieren, an dem sie wirken sollen, ist schwierig. Die pharmazeutische Industrie beschäftigt sich ständig mit diesem Problem. Im Falle von Cortison ist es der Wissenschaft gelungen: Cortison kennt seinen Weg in den Körper. Es weiß genau, wo es gebraucht wird, denn auf den Zellen befinden sich Steckdosen, die nur für das Stresshormon Cortison passen. Wenn mehr Cortison – zum Beispiel bei einer Entzündung, die für den Körper ja Stress bedeutet – benötigt wird, muss der Spiegel im Blut hoch gehalten werden. Das bleibt der Hirnanhangsdrüse als Hormonsteuerungszentrale nicht verborgen, und sie gibt den Nebennieren das Kommando zur Neubildung. Cortison kann heute künstlich in Medikamentenform so modifiziert werden, dass es bei Inhalation nur in die Lunge gelangt und dort wirkt. Oder eben in den Darm. So erreichen wir hohe Konzentration lediglich an den Einsatzorten und vermeiden Nebenwirkungen, die entstehen können, wenn das Cortison im ganzen Körper verteilt wird. Zudem wird der Anteil des Darmcortisons, der im Körper aufgenommen wird, rasch von der Leber abgefangen und weitgehend zerstört. Meine Idee war, ähnlich wie beim Darmcortison, auch das Lecithin punktgenau in den Darm zu bringen. Aber wie?

Abhängig davon, wann und womit wir Medikamente einnehmen, können wir ihre Wirkung verstärken oder dämpfen. Es ist nicht egal, ob wir eine Pille vor oder nach dem Essen schlucken, das kann wesentlich zum Therapieerfolg beitragen. Bekömmlicher ist die Einnahme nach dem Essen, da Medikamente dann auf ein weiches Nahrungsbett fallen und die Schleimhaut nicht direkt attackieren, wie es sonst beispielsweise Aspirin tun würde. Andere Medikamente vertragen hingegen keine Magensäure und sollten nüchtern eingenommen werden, weil sie so schneller den Magen passieren, zum Beispiel Säureblocker. Einige Medikamente vertragen sich nicht miteinander, dazu gehören Antipilzmittel und bestimmte Antibiotika gegen Bakterien. Darauf müssen Ärzte ihre Patienten hinweisen. Auch bestimmte Getränke vertragen sich nicht mit Medikamenten. Dazu zählt Grapefruitsaft, da er den Abbau zahlreicher Medikamente in der Leber hemmt, sodass die Blutspiegel unkontrolliert ansteigen. Milch verbindet sich mit manchen Medikamenten im Darm zu unlöslichen Komplexen, die dann nicht vom Organismus aufgenommen werden können. Und Alkohol? Den sollten wir bei Medikamenteneinnahme meiden, denn er hat unvorhersagbare Wirkungen auf die Verstoffwechselung der Medikamente. Die einen werden verstärkt, die anderen vermindert abgebaut. Also drohen Nebenwirkungen. Auch wissen wir, dass Alkohol und gleichzeitige Einnahme des Schmerzmittels Paracetamol ihre Lebergiftigkeit gegenseitig verstärken. Es gibt auch Medikamente, die schlecht wasserlöslich sind und mit etwas Öl eingenommen werden sollen. Dadurch werden sie besser in den Körper eingeschleust, zum Beispiel die fettlöslichen Vitamine A, D, E und K. Welchen Trick benötigte nun Lecithin, um nicht in den Körper eingeschleust zu werden, sondern sich im Darmschleim anzureichen? Wie wäre es mit grünen Bananen als Transportmittel?

Die trojanische Banane

Der chemische Hauptbestandteil von Lecithin ist ein phosphorhaltiges Fett, das Phosphatidylcholin genannt wird und in den Membranen aller Zellen als Strukturbaustein benötigt wird. Es macht circa 20 Prozent der Gesamtfette einer Zelle aus. Der Lesbarkeit halber kürze ich es im Folgenden mit PC ab. Im Lecithin ist dieses Fett je nach Herstellungsverfahren zu 10 bis 30 Prozent enthalten. Und jetzt kommt das Erstaunliche: Es ist über 90 Prozent im Darmschleim angereichert. Ein dermaßen hohes Vorkommen kann nur möglich sein, wenn es aktiv in den Schleim abgegeben wird. Macht es den Schleim auch stark?

Ich fragte mich, ob grüne Bananen als trojanisches Pferd fungieren könnten, die das Lecithin in den Darm schmuggeln. Denn Untersuchungen ergaben, dass im Vergleich zu Gesunden das PC bei Patienten mit Colitis ulcerosa um 70 Prozent vermindert ist, auch wenn die Krankheit in Remission ist, das heißt, wenn keine Beschwerden vorliegen und die Schleimhaut normal aussieht. Das bedeutet, dass dieser Mangel dem Krankheitsbild eigen und höchstwahrscheinlich angeboren ist. Es könnte sein, dass Mangel am Schleimstrukturbaustein PC die Ursache dieser schrecklichen

Krankheit ist! Und es bedeutet auch, dass unter normalen Umständen 30 Prozent PC im Schleim ausreichen, um noch einen Schutz zu gewährleisten. Wenn diese Schwelle aber unterschritten wird, geht es mit der Entzündung los.

Max hatte meinen Ausführungen gespannt zugehört. Jetzt lächelte er sogar. »Also esse ich einfach noch mehr grüne Bananen?«, fragte er, und zum ersten Mal wirkte er ein klein wenig hoffnungsvoll.

Ich seufzte. »Das mit den grünen Bananen«, gestand ich, »hat sich letztlich als Missverständnis erwiesen.«

Der junge Mann sank in sich zusammen.

»Aber!«, rief ich. »Es hat mich dennoch auf die richtige Fährte gelockt, nämlich auf die des Lecithins. Es geht darum, wie wir das Lecithin in den Darm bringen. Leider klappt es mit den grünen Bananen doch nicht ideal.«

»Ja, was jetzt? Soll mein Sohn grüne Bananen essen oder nicht?«, fragte Max' Vater ungeduldig. Ich ließ mich davon nicht irritieren, sondern fuhr an Max gewandt fort:

»Mein Missverständnis kam folgendermaßen zustande: In Amerika gibt es ein Sprichwort. Sie sagen, wenn jemand mit grünen Bananen gehandelt hat, dann hat er ein schlechtes Geschäft gemacht, obwohl er viel Hoffnung in das Produkt gesetzt hat. Im Deutschen sagt man: Du hast mit Zitronen gehandelt. Es ist sozusagen gehüpft wie gesprungen, womit man behandelt – dann kann man auch gerade grüne Bananen als Therapie empfehlen. Das hat der Redner damit gemeint – ich aber habe es wörtlich genommen.«

Während Max an meinen Lippen hing, wechselten die Eltern einen skeptischen Blick.

»Und?«, fragte Max.

»Ich glaube nicht, dass es egal ist. Im Gegenteil: Lecithin kann den Durchbruch markieren. Doch die Herausforderung liegt wie gesagt darin, es an die richtige Stelle zu bringen: in den Darm. Denn wenn es im Magen schon aufgegessen wird, kommt es weiter unten nicht an.«

»Oder zu wenig«, schöpfte Max Hoffnung.

»Vielleicht als Zäpfchen?«, dachte seine Mutter laut.

»Das haben wir auch in Erwägung gezogen, aber dabei muss man bedenken, dass es mit jedem Stuhlgang wieder entleert wird. Ideal wäre es, wenn das Lecithin von oben in den Schleim eingewoben und nicht bloß obenauf gelegt wird. Dasselbe gilt auch für Klistiere mit Lecithin.«

»Oh, Scheiße!«, rief Max, sprang auf und rannte hinaus.

»Zweite Tür rechts!«, rief ich ihm nach.

Künstlicher Ausgang und Pouch

Max' Eltern und ich wussten, dass das nun eine Weile dauern konnte. Die Eltern nutzen die Zeit, um mir ein Loch in den Bauch zu fragen, was die Zukunft bringen würde: Wenn Max Pech hatte, würde er in einigen Jahren einen stark verkürzten Dickdarm haben. Denn bei fortschreitender Krankheit und wenn sie mit Medikamenten nicht in den Griff zu bekommen ist, gibt es nur noch eine Alternative: die Entfernung des Darms. Dabei wird der gesamte Dickdarm in einem Schritt herausoperiert. Früher wurde im Rahmen dieser Operation gleichzeitig ein künstlicher Darmausgang im Bereich des unteren Dünndarms angelegt, um den Darminhalt so zu entleeren. Diesen Ausgang nennt man Stoma, genauer Ileostoma, da der Dünndarm im rechten Unterbauch ausgeleitet wird. Der flüssige Stuhl wird in einen mit einem Verschluss gesicherten Plastikbeutel aufgefangen, der mehrmals täglich vom Patienten entleert werden muss. Das ist natürlich eine fürchterliche Belastung, und je jünger die Patienten sind, desto schrecklicher. Mit zunehmendem Alter sind viele Menschen bereit, einen hohen Preis für die Gnade des Lebens zu bezahlen. Sie haben an der Endlichkeit geschnuppert und wollen so lange wie möglich auf Erden bleiben. Doch junge Menschen im Sturm und Drang neigen manchmal dazu, ihr Leben gar zu schnell wegzuwerfen. Der Tod erscheint als Erleichterung, wenn sie sich vorstellen, was das Leben für sie an Erschwernissen und Beschwerden mit sich bringen könnte.

Auch wenn wir das später kaum mehr nachvollziehen können, so waren wir doch auch einmal jung und haben vielleicht sogar mit unserer Unsterblichkeit kokettiert. Dass diese nicht alle gepachtet haben, lernte ich früh als Krankenpflegehelfer im Rahmen der Vorbereitung auf das Medizinstudium. Ich war 18 Jahre alt und hatte Nachtwache, da wurde geklingelt. Es wurde sehr oft geklingelt, die Nächte im Krankenhaus sind lang und einsam, und in der Dunkelheit werden die Schmerzen immer lauter, doch dieses Klingeln werde ich nie vergessen. Der Patient, der um Hilfe gerufen hatte, war gerade einmal zehn Jahre älter als ich. Der 28-Jährige hatte vor einer Woche seinen Dickdarm verloren, nein, nicht verloren, er war herausgeschnitten worden. Nun hatte er sich im Schlaf gedreht, und der wohl schon recht pralle Beutel vom künstlichen Darmausgang war abgesprungen. Ich roch es gleich, als ich in das Zimmer trat, damals noch ein Sechsbettzimmer. Der zutiefst bedauernswerte Patient murmelte eine Entschuldigung nach der anderen an seine ihn grimmig musternden Bettnachbarn. Einer übergab sich, zum Glück in die Bettpfanne, sonst hätte ich noch mehr Arbeit gehabt. Es dauerte mindestens eine Stunde, bis ich den zuerst herzzerreißend schluchzenden und am Ende fast apathischen Patienten gesäubert und neu gebettet hatte. Ich habe ihn niemals vergessen.

Die meisten Patienten mit künstlichem Darmausgang, die ich in der Klinik kennenlernte, waren älter. Sie hatten schon ein gutes Stück gelebt. Sie hatten geflirtet, Sex gehabt, Kinder gezeugt, sie waren in der Badehose in den See gesprungen. Als Stomaträger wird alles schwieriger. Denn manchmal ist es hörbar, wenn Luft entweicht, und man spürt, wenn der Beutel sich aufbläht. Auch Gerüche können abgehen, es sind oft Fäulnisgase. Das kann sehr einsam machen und führt oft zu Schamgefühlen. Dabei können die Patienten nichts dafür. Sie können das nicht mehr, was wir normalerweise als Kleinkinder lernen: den Stuhl kontrollieren.

Im Wissen um die Belastung der Patienten mit künstlichem Darmausgang begann man zu dieser Zeit, mit Hochdruck nach einer anderen Operationsmethode zu suchen. Und man fand eine, die zwar nicht in allen, so doch in vielen Fällen praktiziert werden kann! Sir Alan Parks am St. Marks Hospital in London erfand Ende der 1970er-Jahre den Pouch, die Beutel-Operation. Seither konstruiert man ein neues Stuhlreservoir aus der letzten, zu einem Sack geformten Dünndarmschlinge. Es wird an den After angeschlossen, sodass eine geordnete Stuhlentleerung möglich ist. Doch natürlich ist auch das eine schreckliche Vorstellung für einen 16-Jährigen, zumal es zu vielen Komplikationen kommen kann. Junge Männer wie Max befürchten, dass es durch Nervenverletzungen bei der Operation zu Impotenz kommt. Manchen erscheint ein Suizid als einziger Ausweg, all das Elend zu beenden.

Dass die Anlage eines Pouches bei Colitis-Patienten auch aus medizinischer Sicht nicht immer zur Genesung führt, wurde vorher schon erwähnt. Tatsächlich entzündet sich dieses Reservoir bei den Betroffenen sehr oft, wenn auch in unterschiedlicher Ausprägung. Den einen trifft es mehr, den anderen weniger. Kurioserweise tritt diese Pouchitis niemals auf, wenn die gleiche Operation mit Dickdarmentfernung aufgrund der Krebsrisikoerkrankung der familiären adenomatösen Polyposis (FAP) durchgeführt wurde. Der Grund dafür ist meiner Meinung nach die Tatsache, dass bei der Colitis ulcerosa der zugrunde liegende Defekt an einer gestörten Lecithinabgabe in den Schleim des dabei eingesetzten Dünndarms liegt, sodass die Bakterien in diesem Reservoir die Schleimhaut angreifen können. Der dahinter verborgene Mechanismus wird gleich im Kapitel »Staubsauger im Darm« erklärt.

Lecithin hat keine Lobby

Ach, wie gut konnte ich die Wut und Verzweiflung von Max verstehen! Und wie gern wollte ich ihm helfen. Ich besprach die Therapievarianten mit seinen Eltern. Sogenannte Biologicals, die das Immunsystem unterdrücken, werden als Wunderwaffe gehandelt und in den Leitlinien der Fachgesellschaften auch empfohlen. Leider sind sie manchmal nicht so wirksam, wie behauptet wird. Zur Erzielung einer Remission, gleichbedeutend mit Heilung, sind sie nur 10 Prozent besser als die Behandlung mit einem Placebo, wie wissenschaftliche Studien ergeben haben. Außerdem kann die Erkrankung trotzdem wiederkommen. Zudem wird das Immunsystem geschwächt. Die Pharmaindustrie sieht diese Vorsicht nicht gerne, da die Präparate echte Blockbuster sind mit Jahrestherapiekosten von bis zu 23 000 Euro, wenn man einen führenden Vertreter dieser Gruppe von Biologicals herausgreift. Grüne Bananen und Lecithin bekämen niemals eine solche Lobby. Sie sind viel zu billig!

Ich möchte die Biologicals jedoch nicht verteufeln. Sie sind für viele Patienten ein Segen. Sie wirken oft schnell, und die Nebenwirkungen sind nicht so stark wie anfänglich befürchtet. Selbst in Corona-Zeiten führte die Einnahme von das Immunsystem unterdrückenden Medikamenten nicht zu einer vermehrten Infektanfälligkeit, wie einige Wissenschaftler nachgewiesen haben. Meine Erfahrung ist nicht so positiv, ich habe oft eine Verschlechterung der Colitis nach der Impfung gegen Corona beobachtet.

Das Instrument zur Prüfung eines Medikaments ist die Forschung. Sie soll die Wahrheit ans Licht bringen und nicht Selbstzweck sein. In den Forschungseinheiten der Universitäten und in Forschungsinstituten wird uneigennützige Wissenschaft betrieben. Man hat eine Vorstellung, eine Hypothese, und versucht diese experimentell zu bestätigen. Das Ergebnis ist immer offen, man weiß nicht, was rauskommt. In der pharmazeutischen Industrie wird auch

Forschung betreiben. Meist handelt es sich um die Bestätigung der Wirksamkeit und den Nachweis von Nebenwirkungen eines entwickelten Medikaments. Daraus ergibt sich die Befürchtung, dass es zur Voreingenommenheit bezüglich des nachzuweisenden Effektes kommt. Deshalb wurden ethische Prinzipien zur Durchführung der Studien festgelegt. Diese müssen eingehalten werden, wie man bei der Impfstoff-Entwicklung gegen SARS-CoV-2 verfolgen konnte. Wenn die Studien zu negativen, das heißt schlechten Ergebnissen führen, ist es möglich, dass diese gar nicht veröffentlicht werden und das Projekt in der Schublade verschwindet. Das ist schade, denn eine Veröffentlichung würde der Wissenschaft helfen zu verstehen, warum ein bestimmtes Prinzip nicht funktioniert.

Was sollte ich nun mit Max machen? In den folgenden Wochen und Monaten reduzierten wir das Cortison und setzten es dann wegen seiner starken Akne, unter der er sehr litt, ab. Ich beriet ihn bezüglich einer Colitis-Diät und gab ihm ein Lecithin-Präparat, das im Dickdarm freigesetzt wird. Das Wichtigste, was ich ihm anbieten konnte, war meine Handynummer. Vom nächsten Tag an rief er mich täglich an, und er meldet sich auch heute noch oft, um mir über seinen Gesundheitszustand zu berichten. Diese Verbindung war sein eigener Wunsch, unabhängig von seinen Eltern, die lange Zeit gar nichts davon wussten. Einmal sagte er zu mir: »Doc, Sie sind mein Steuermann, der das Schiff durch den Sturm lenkt.«

Eines Tages segelten wir in besseres Wetter. Die Akne verschwand wie Gewitterwolken an einem Sommertag. Es gab keine schweren Brecher mehr, die das Schiff in Schräglage brachten. Max bekam festen Boden unter den Füßen, ging wieder zur Schule und begann zuerst vorsichtig, dann intensiver mit Sport. Er war nicht der einzige Patient, bei dem das Lecithin so gut anschlug. Ein halbes Jahr nach unserem Kennenlernen spielte er wieder Fußball. Seinen Stuhl, der auch wieder in Form gekommen ist, beobachtet er bis heute aufmerksam. Hin und wieder entdeckt er ein Blutstippchen, was ihn natürlich sehr besorgt. Doch nach einem Telefonat mit mir ist er meistens beruhigt, und es hat sich eingebürgert, dass er sich mit einem »Mast- und Schotbruch, Doc« verabschiedet.

Staubsauger im Darm

Die grünen Bananen, die mich zum Lecithin lotsten, waren für mich der Startschuss zu vielen Jahren Forschung. Ich beschäftigte mich intensiv mit der Darmschleimhaut und dem Schleim. Wenn die Absenkung des Schleimstrukturbausteins PC so entscheidend ist, wie kommt es überhaupt dazu?

In der Darmschleimhaut arbeitet ein außen aufgesetzter Staubsauger. Er sorgt dafür, dass nur PC und sonst nichts nach außen gezogen werden kann. Der elektrische Stromanschluss für diesen Staubsauger liegt in der Darmwand selbst, da dort über Salzpumpen Ladung generiert wird und ein Wasserstrom nach außen zustande kommt – wie bei einem modernen Wasser-Staubsauger. Das nach außen abgesaugte PC bindet sich an die Schleimproteine, die Muzine. Wie die Hühner auf der Stange sitzen die PC-Moleküle auf dem Eiweiß und bilden eine wasserabweisende Oberfläche gegenüber dem Darminneren. Durch dieses fettige Netz werden die Bakterien daran gehindert, zur Schleimhaut vorzudringen. Unter dem Mikroskop kann man sehen, dass die Bakterien des Stuhls nur oben auf diesem Schleim nachweisbar sind, allenfalls noch einige in den oberen Schleimschichten. In den unteren Abschnitten der Schleimschicht sind keine Bakterien mehr vorhanden. Zwischen den Maschen des Netzes findet sich auch noch die von den Ladungsgeneratoren stammende salzhaltige Flüssigkeit, die mit dem Wasser-Staubsauger auch herausgezogen wurde. Sie erlaubt, dass im Gegenverkehr die Nährstoffe aus der Nahrung in die Schleimzellen aufgenommen werden.

Nachdem das PC vornehmlich im Dünndarm in den Schleim abgezogen wurde, wandert es schnell bis zu dessen Ende. Im Dickdarm geht es dann im Schneckentempo weiter bis zum After. Und das ist gut so, weil hier das wasserabweisende Schleimnetz benötigt wird, um die Bakterien von der Darmwand fernzuhalten. Es sind immerhin 100 Milliarden Bakterien pro Gramm Stuhl! Wenn man diese Menge von Bakterien auf unsere äußere Haut aufbringen würde, würden sich Geschwüre bilden, denn unserer äußeren Haut fehlt der Schutzmechanismus der inneren.

Ist nun aber der Staubsauger defekt, wird weniger PC in den Schleim gesaugt. Der Schutz schwindet, der Schleim wird löchrig und lässt die Darmbakterien durch. Ein Phänomen, das die Entstehung der Colitis ulcerosa mit ihren Geschwüren erklärt.

Wenn 30 Prozent PC ausreicht, um einen Schutz gewährleisten zu können, ist anzunehmen, dass erst eine Unterschreitung dieser Schwelle zur Entzündung führt. Der Damm bricht, und die Bakterien greifen an. Das Unterschreiten dieser Schwelle von 30 Prozent PC könnte durch Darminfekte, Stress, Hormonumstellung oder Medikamente hervorgerufen werden. Über die sich dahinter verbergenden Ursachen kann man nur spekulieren: Darminfekte mit Schleimhautbeteiligung schwächen zusätzlich die Sekretionskapazität für PC, Stress kann über Adrenalin zu Sauerstoffunterversorgung des Gewebes führen, und bestimmte Hormone, die für den Transport von PC in den Schleim verantwortlich sind, können den Zellverband im Darm lockern. Der Staubsauger stockt. Was die Medikamente betrifft, die eine auslösende Wirkung haben können, so sind die nichtsteroidalen antientzündlichen Medikamente (NSAID) die gefährlichsten. Dazu gehören Aspirin, Ibuprofen und Indometacin. Diese Medikamente bewirken durch Einflussnahme auf den Stoffwechsel, dass die Blutgefäße im Darm sich zusammenziehen, ähnlich wie unter Adrenalin, und so zu einer Unterversorgung des Gewebes mit Sauerstoff führen. Das passiert nicht nur im Darm, sondern auch in Organen, die von einer ausreichenden Sauerstoffzufuhr abhängig sind. Kritisch wird es, wenn sie schon vorgeschädigt sind, insbesondere Leber und Niere. Novaminsulfon ist ein Schmerzmittel, das nicht so gefährlich zu sein scheint.

Wenn der Staubsauger gut arbeitet, aber das Ladekabel defekt ist, wird zu wenig Wasser in den Schleim gezogen. Er trocknet aus und wird spröde. Auch so können Bakterien durch die Schleimschicht eindringen. Die daraus folgende Erkrankung heißt Mukoviszidose, abgeleitet von lateinisch »mucus« = Schleim und »viscidus« = zäh, klebrig. Der Darm leckt wie die Lebensqualität. Manchmal ist diese so dramatisch eingeschränkt, dass die Betroffenen nicht weiterleben können oder nur mit einer Lungentransplantation oder sogar einer kombinierten Lungen-Leber-Transplantation, denn die Erkrankung betrifft viele Organe, einschließlich der Lunge und der Gallenwege, die unmittelbar mit der Leber verbunden sind.

Für die in Mitleidenschaft gezogene Bauchspeicheldrüse und den Darm gibt es keine so erfolgreichen und erprobten Transplantationsmöglichkeiten. Aber man kann auch ohne Transplantation dieser Organe die Beschwerden in den Griff bekommen. In vielen Fällen jedoch rettet eine Organtransplantation, beispielsweise der Leber, das Leben. Diese Möglichkeit ist eine große Errungenschaft in der Medizin. Da ein fremdes Organ in den bedürftigen Organismus eingepflanzt wird, kommt es allerdings zu einer natürlichen Abstoßungsreaktion. Diese kann ein transplantierter Patient nur unbeschadet überleben, wenn sein Immunsystem dauerhaft und stark unterdrückt wird. Zu Beginn der Transplantationsmedizin, als diese Unterdrückung wegen fehlender geeigneter Medikamente nicht möglich war, verstarben die Patienten, auch wenn die Operation geglückt war. Heute verfügen wir über sehr gute Medikamente; sie markierten einen Durchbruch bei Transplantationen. Allerdings macht die Unterdrückung des Immunsystems die Patienten anfällig gegenüber Infektionen. Deshalb müssen sie engmaschig überwacht werden, sich schützen und bei Infekten frühzeitig Antibiotika einnehmen. Treten Komplikationen nach

Transplantationen wie zum Beispiel der Leber auf, sind sie so schwerwiegend, dass nur 70 Prozent der Patienten das erste Jahr überleben. Deshalb führt man diese anspruchsvolle, circa sechs Stunden dauernde Operation nur durch, wenn die Überlebenschance des Patienten ohne Transplantation deutlich schlechter ist. Wenn nur noch circa 20 Prozent der Leber arbeiten, beträgt die Überlebenschance weniger als drei Monate. Eine solche Prognose kann man anhand der Laborwerte recht genau stellen. Es ist tragisch, wenn ein Patient in hoher Not kein Spenderorgan erhält, vor allem, wenn er jung ist. Das ist sein Todesurteil.

Ich trage meinen Organspenderausweis immer bei mir und nutze jede Gelegenheit, auch an andere zu appellieren, sich einen zuzulegen. Damit können wir Leben retten und Lebensqualität schenken, ohne dass uns ein Nachteil entsteht. Und auch wenn es in den letzten Jahren manchen Skandal gegeben hat: Das System ist ethisch und im Sinne der Organspender sehr gut abgesichert.

AUS DEM KLINIKALLTAG

Freitag, 4. Juli, 18.45 Uhr
Ich wollte gerade nach Hause, der Tag war lang gewesen und hatte schon um sechs Uhr morgens mit einem akuten Darmverschluss bei einem 50-jährigen Patienten begonnen. Zu dieser Zeit war ich noch als Klinikdirektor in Heidelberg tätig. Da rief mich die Intensivstation an. Eine 16-jährige Patientin mit Leber- und Nierenversagen. Ob ich sofort kommen könnte.

»Unfall?«, fragte ich.

»Nein. Wir haben sie von der Notaufnahme auf Intensiv übernommen.«

Ein so junger Mensch auf der Intensivstation – das alarmierte mich doppelt. Natürlich ist ein Leber- und Nierenversagen immer schlimm, doch es fühlt sich für mich anders an, wenn ein junger Mensch betroffen ist, je jünger, desto dramatischer.

Eine Viertelstunde später wusste ich mehr. Am Morgen war Franziska mit gelbem Gesicht am Frühstückstisch erschienen. Die Mutter hatte zuerst an eine Magenverstimmung gedacht, doch Franziska wirkte apathisch und konnte dem Gespräch kaum folgen. Besorgt brachte sie ihre Tochter zur Hausärztin, die Blut abnahm und am Nachmittag aufgeregt anrief: »Fahren Sie sofort ins Krankenhaus, ich habe Franziska schon angemeldet. Die Werte sind alarmierend, mit der Leber stimmt etwas nicht. Der Bilirubinwert ist um das Zehnfache erhöht.«

Bilirubin ist das Abbauprodukt des roten Blutfarbstoffs, der von der Leber entsorgt wird. Eine Erhöhung spricht für eine Störung der Leberfunktion. Während Gelbsucht ein klassisches Symptom einer Leberfunktionseinschränkung ist, sind Schwäche und Apathie allgemeine Symptome. Beide sind Zeichen einer auf Abbau gerichteten Stoffwechselreaktion. Normalerweise ist die Leber das Aufbau-Organ. Wir haben sie in diesem Buch schon als florierendes Chemieunternehmen kennengelernt. Wenn die Leber kränkelt, hat der Körper keine Kraft mehr. Meist ist auch der Blutdruck niedrig. Die Müdigkeit, erinnern wir uns, ist der Schmerz der Leber. Die Apathie bei fortgeschrittener Lebererkrankung kann aber auch auf die Ammoniakproduktion von Darmbakterien zurückgeführt werden. Dieses Stoffwechselprodukt kann von dem angeschlagenen Chemieunternehmen Leber nicht mehr entgiftet werden. Man sieht an diesem Beispiel, wie Darm und Leber zusammengehören: zwei Spieler, die aus dem gemeinsamen Entoderm entspringen. Das leidtragende Organ bei Apathie ist aber das Gehirn.

Als ich die Patientin sah, war ihr Zustand kritisch, wie meistens auf der Intensivstation. Franziska war in Lebensgefahr – es lag eine Situation wie bei einem Bluter vor, denn die in der Leber gebildeten Blutgerinnungsfaktoren waren nicht mehr messbar. Es bestand die Gefahr, dass sie innerlich verblutete. Die Nieren waren ausgestiegen, sodass kein Urin mehr produziert wurde. Franziska musste an eine künstliche Niere angeschlossen werden. Diese Maschine übernimmt den Job der Nieren und befreit das Blut von Giften und Stoffwechselendprodukten, die normalerweise von der Niere ausgeschieden werden. Das Verfahren nennt man Dialyse, umgangssprachlich: Blutwäsche. Franziska war bei Bewusstsein, nickte jedoch während unseres kurzen Gesprächs immer wieder ein. In welcher Gefahr sie schwebte, war ihr nicht bewusst, sie erzählte mir jedoch zweimal, dass sie morgen zum Konzert mit Dieter Thomas Kuhn wollte. Und fragte: »Das klappt doch?«

Für uns Ärzte stellte sich eher die Frage, ob sie dann noch leben würde. Dafür würden wir alles Menschen- und medizinisch Mögliche tun.

Samstag, 5. Juli, 8.00 Uhr
Franziskas Blutbild verschlechterte sich stündlich. Nicht nur, dass sie eine starke Gelbsucht entwickelt hatte, die roten Blutkörperchen lösten sich auf. Plötzlich fiel mir mein früherer Chef ein, der mir geradezu eingetrichtert hatte: »Wenn sich bei einem Jugendlichen die roten Blutkörperchen auflösen und ein Leberversagen vorliegt, dann könnte es ein Morbus Wilson sein.« Litt Franziska an der sogenannten Kupferspeicherkrankheit?

Es gibt unzählige Krankheitsbilder und viele Zusammenhänge und auch Erkrankungen, die wir noch gar nicht kennen. Letztlich sammelt jeder Mediziner Erfahrungen in seiner Praxis und ist hoch sensibilisiert gegenüber Krankheitsbildern, deren Entdeckung ihn schlaflose Nächte gekostet haben. Es ist ja nicht so, dass wir immer gleich wissen, was los ist. Medizin lebt von Erfahrung, und die sollen wir an unsere Kollegen weitergeben. Um eine treffende Diagnose stellen zu können, bedarf es einer scharfen Beobachtungsgabe und idealerweise eines direkten Kontakts zum Patienten, die Befragung – in Medizinersprache die Anamnese – und die körperliche Untersuchung. Vom Schreibtisch aus oder mit alleiniger Orientierung nach Laborwerten ist es schwierig, die richtige Diagnose zu stellen. Ein Verdacht muss natürlich durch Laborwerte und andere Untersuchungen, zum Beispiel Ultraschall, bestätigt werden. Im Fall von Franziska erhärteten die später eintreffenden Laboruntersuchungen die Diagnose einer angeborenen Stoffwechselstörung, die einer Kupferüberladung entspricht. Kupfer benötigen wir für unseren Sauerstoffbedarf in den einzelnen Zellen, für die innere Atmung. Beim Morbus Wilson befindet sich zu viel Kupfer in der Leber, weil es nicht mehr in die Galle ausgeschieden werden kann, wie es beim natürlichen Stoffwechsel üblich wäre. Wenn das Kupfer sich langsam ansammelt, kommt es über einen Zeitraum von meist fünfzehn bis dreißig Jahren durch die Leberschädigung zur lebensbedrohlichen Leberzirrhose mit ihren Komplikationen. Die Kupferüberladung kann aber auch plötzlich, aus heiterem Himmel, zum Leberversagen führen. Das überschüssige Kupfer zerreißt die Leberzellen. Im Blut zerstört das freigesetzte Kupfer die roten Blutkörperchen. Eine lebensbedrohliche Situation!

Samstag, 5. Juli, 18.00 Uhr
Bei Franziska mussten wir nun vor allem die lebenserhaltenden Funktionen des Körpers sichern. Ihr Kreislauf lief zunächst noch ungestört, allerdings auf niedrigem Niveau. Leider verschlechterte sich das um 16.45 Uhr plötzlich, der Blutdruck fiel ab, der Puls stieg an. Das deutet auf eine Unterfüllung des Kreislaufs hin, da die Blutgefäße sich erweitern. Mit kreislaufstabilisierenden Medikamenten steuerten wir dagegen an. Da die Nieren nicht mehr arbeiteten, war die Patientin weiterhin an die Dialyse angeschlossen. Somit konnte eine Überwässerung vermieden werden. Durch Apathie und körperliche Erschöpfung fiel ihr das Atmen immer schwerer. Wegen zunehmender Sauerstoffunterversorgung des Körpers entschlossen wir uns für eine künstliche Beatmung. Dabei müssen

Atemfrequenz, Einatmungsdruck, Ausatmungswiderstand und das Atemzugvolumen genau den Bedürfnissen des Patienten angepasst werden. In Franziskas kritischer Situation war an Nahrungsaufnahme nicht zu denken, auch nicht über eine Nasensonde, die im Zwölffingerdarm positioniert werden müsste. Da Energiezufuhr jedoch absolut notwendig ist, begannen wir eine künstliche Ernährung über einen Katheter, der in der oberen Hohlvene lag. Diese liegt geschützt vor der Wirbelsäule, sammelt das Blut aus der oberen Körperhälfte und leitet es ins Herz. Gleichzeitig kümmerten wir uns vordringlich um das eingetretene Leberkoma. Dazu führten wir eine Darmkeimverminderung mithilfe von Abführmaßnahmen unter Einsatz eines besonderen Zuckers, der Laktulose, durch. Zudem entfernten wir mit einem nur im Darm wirkenden Antibiotikum die dort lebenden, Ammoniak produzierenden Bakterien. Ammoniak, das bei gesunden Menschen von der Leber eliminiert wird, kann von der geschädigten Leber nicht entsorgt werden. Es steigt im Blut an, wird vom Gehirn aufgenommen und betäubt schrittweise bis zum Koma, was bedeutet, dass der Patient nicht mehr reagieren kann. Zum Schluss schwillt das Gehirn an, was die lebensnotwendigen Regulationszentren schädigen kann.

Wenn ein Patient auf die Intensivstation kommt, ist das oft erst der Beginn einer Spirale, eine Krise zieht die nächste nach sich. Um hier rechtzeitig eingreifen und gegensteuern zu können, werden die Patienten umfassend überwacht. Monitore zur Kontrolle von Herz, Kreislauf, Atmung und Sauerstoffversorgung umranken das Bett. Die Pflegekräfte und Ärzte sind ständig vor Ort, nicht nur bei der Visite morgens und abends. Diese Rundum-Betreuung ist natürlich sehr personal- und kostenintensiv. Covid-19 hat die *Tagesschau* und alle anderen Nachrichten mit Bildern von Intensivstationen geflutet. Vielen Menschen ist erst durch die Pandemie bewusst geworden, was das Personal im Krankenhaus, speziell auf Intensivstationen, leistet. Es ist nicht nur eine körperlich sehr anstrengende Arbeit, da die Patienten häufig im Koma liegen und sich nicht bewegen können; sie müssen ständig umgelagert werden, um Wundliegen zu vermeiden, was schwierig ist, da sie an gut einem Dutzend Schläuchen hängen. Es ist auch psychisch eine sehr zehrende Arbeit. Wie fühlt man sich, wenn man eine 16-Jährige verliert, wenn man nach langem Kampf auch viele andere Patienten verliert, junge, alte, Mütter und Väter, die kleine Kinder zurücklassen …

Sonntag, 6. Juli, 0.30 Uhr
Kurz nach Mitternacht fing Franziska an, aus der Lunge zu bluten. Die Gerinnung hatte sich weiter verschlechtert und war nicht mehr messbar. Wir mussten hoch dosiert Gerinnungsfaktoren infundieren, um die Situation wieder in den Griff zu bekommen. Die Beatmungsmaschine, die ihre Lungen rhythmisch mit Luft versorgte, damit die Sauerstoffzufuhr der Organe sichergestellt war, musste jetzt so eingestellt werden, dass die Lungen nicht durch Überdruck weiter beschädigt wurden. Dass Franziska noch lebte, verdankte sie den Maschinen – vor allem aber den Menschen, die sich auf der Intensivstation um sie kümmerten. Ihre Diagnoseliste war noch länger geworden und lautete nun: Morbus Wilson mit akutem Leberversagen und nach sich ziehendem Nieren-, Gehirn- und Kreislaufversagen. Immerhin hatte sie keine Infektion – das wäre ein Ausschlusskriterium für eine Lebertransplantation gewesen. Damit mussten wir uns nun befassen. Rasch.

Bei der angeborenen Stoffwechselstörung Morbus Wilson, die bislang unentdeckt geblieben war, hatten wir erfahrungsgemäß 72 Stunden Zeit, um das Leben dieser jungen Frau zu retten. Das Zeitfenster beginnt sich bei 48 Stunden zu schließen. Dann wird es eng und immer enger. Das Einzige, was Franziska noch retten konnte, war eine Lebertransplantation.

Lebertransplantation
Franziskas Eltern waren fassungslos. Vor drei Tagen noch war ihre Sorge gewesen, ob sie der Tochter erlauben sollten, mit ihrer Vespa zum Konzert von Dieter Thomas Kuhn zu fahren. Nun war

ungewiss, ob Franziska überhaupt jemals wieder auf ihrer Vespa sitzen würde. Rosa war das Teil, erzählte mir ihr Vater. Er hatte sie gebraucht gekauft und in der Lieblingsfarbe seiner Tochter lackiert – zu ihrem 16. Geburtstag vor drei Wochen.

Franziskas Eltern bombardierten uns mit Fragen, während wir uns um die Patientin kümmerten und uns auf der Suche nach einem passenden Organ in den Wettlauf gegen die Zeit stürzten. Und Franziska war nicht die einzige Patientin auf der Intensivstation, wenn auch im Moment ein sehr dramatischer Fall.

Sonntag, 6. Juli, 5.00 Uhr
Nachdem in Abstimmung mit den Eltern die Entscheidung zur Transplantation gefallen war, wurde über unsere Transplantationsgremien noch einmal alles geprüft und die Anfrage nach Leuven in Belgien zum Europäischen Transplantationszentrum geschickt. Dort wird die Suche nach einem passenden Organ organisiert und koordiniert. Alles läuft mit höchster Schnelligkeit ab, auch nachts und an Feiertagen wird gearbeitet. Jeder weiß, was auf dem Spiel steht: ein Leben. In ganz Europa suchten meine Kollegen nun nach einer Spenderleber mit passender Blutgruppe. Die Hoffnung von Franziskas Eltern – und das ist das Schreckliche – lag nun darauf, dass ein anderer Mensch seine Leber nicht mehr benötigte, dass ein anderer Mensch starb, idealerweise ein junger, gesunder Mensch mit einem Organspender-Ausweis in der Tasche oder Angehörigen, die einer Spende zustimmen. Viele Menschen votieren prinzipiell für eine Spende, können sich aber nicht dazu aufraffen, einen Spenderausweis auszufüllen. Damit übertragen sie die Verantwortung im Falle des Falles auf ihre Angehörigen, und die können sich manchmal nicht einigen … und so verstreicht kostbare Zeit. Die Organspende wird wissenschaftlich, religiös und philosophisch kontrovers diskutiert. Manche Menschen haben Angst, dass ihnen ihre Organe »geraubt« werden, obwohl sie noch gar nicht tot sind. Es ist den Angehörigen schwer vermittelbar, dass ihr lieber »Verstorbener« wirklich tot ist, wenn sie sich von ihm verabschieden

sollen, ehe seine Organe entnommen werden. Mit rosiger Gesichtshaut liegt er im Bett und atmet, wenn auch nur noch mithilfe von Maschinen. Seitens der Ärzte wird alles getan, das »Leben«, das aber genau genommen keines mehr ist, so lange wie möglich im Körper zu halten, der, wenn ich alle Beschönigungen weglasse, nur mehr ein Aufbewahrungsort für die Organe ist. Das Gehirn ist tot. Ohne Gehirn kein bewusstes Leben. Und ohne die Maschinen auch nicht. Werden sie ausgeschaltet, stirbt der Patient. Manchmal kämpfen Angehörige darum, dass die Maschinen weiterlaufen. Sie hoffen auf ein Wunder, oft jahrelang. Mein Kollege und Freund, der Herzchirurg und Privatdozent Dr. Reinhard Friedl, schildert in seinem Buch *Der Takt des Lebens* den Fall der 13-jährigen Jahi McMath: Nach einer Mandeloperation gab es Komplikationen, ihr Herz blieb stehen, und sie musste zweieinhalb Stunden lang wiederbelebt werden. Ihr Herz stabilisierte sich wieder, das Gehirn hatte jedoch jegliche nachweisbare Funktion verloren. Sie wurde für hirntot erklärt, und ihrer Familie wurde empfohlen, sie zur Organentnahme freizugeben. Ihre Haut war warm und rosig, ihr Gesicht entspannt. Herz, Lungen, Nieren, Leber, Bauchspeicheldrüse und Darm sollten entnommen werden. Danach würde die künstliche Beatmung der Toten beendet. Doch die Familie wehrte sich dagegen. Solange das Herz schlug, betrachtete sie Jahi als lebend. Es folgte ein jahrelanger Rechtsstreit darüber, ob das Mädchen wirklich tot war. Vier Jahre nach der Operation verstarb Jahi an inneren Blutungen.

1968 wurde der Hirntod zum ersten Mal definiert als das endgültige, nicht mehr umkehrbare Ende der Aktivitäten des gesamten Gehirnes. Dann dürfen Ärzte medizinisch den Tod des ganzen Menschen feststellen und die Organe des Verstorbenen entnehmen. Wer sein Leben einer Organspende verdankt, hat ein zweites Leben geschenkt bekommen um den Preis, dass ein anderer seines verloren hat. Als Herzchirurg ist Reinhard Friedl viel öfter mit diesem Problem befasst – das Herz gilt ja als zentrales Organ, wenn es um Leben und Tod geht, wenngleich auch ein Darmverschluss schnell zum Tode führen kann. Und wie bereits beschrieben, kommt oft eines zum anderen – ein Körper in der Krise produziert weitere »Baustellen«. Am Ende kann ihn vielleicht nur noch eine Organspende retten. Ich schreibe bewusst »vielleicht«, denn sicher weiß man das erst danach. Doch wie sieht es auf der anderen Seite aus, bei den Spendern? Aus der Sicht des Herzchirurgen Friedl ist die Behauptung problematisch, die organspendenden Menschen mit den lebendigen Herzen seien tot. Er schreibt:

Vor Kurzem hat eine Frau in Deutschland ein gesundes Kind geboren, nachdem zwei Tage zuvor der Hirntod aufgrund einer Hirnhautentzündung festgestellt wurde. Ihr Herz schlug noch, ihr Gehirn arbeitete nicht mehr. Meiner Meinung nach haben die Ärzte richtig gehandelt, indem sie das Kind zur Welt kommen und danach die Mutter sterben ließen. Aber die moderne Medizin stellt uns neue Fragen: Wann ist tot wirklich tot? Können Tote Kinder bekommen? Und wie hält man es selbst mit der Organspende – Ausweis ja oder nein? Würden Sie einen gehirntoten Verwandten, der künstlich beatmet wird, mit schlagendem Herzen beerdigen? Oder seine »Leiche« verbrennen? Diese Frage ist brutal und makaber, macht aber sehr deutlich, wie viel Verwirrung in der Diagnose Gehirntod liegt. Niemand möchte für tot erklärt werden, solange er lebt. Den Tod vom Herz ins Hirn zu verlagern ist eine herzlose Kopfgeburt. Wäre es nicht eine Entscheidung zu sagen: Ich gebe meine Organe gerne, wenn mein Gehirn nicht mehr arbeitet und es auch nie wieder tun wird. Ich gebe meine Organe, meine Augenhornhaut und anderes freiwillig und gern an jemanden, der sie benötigt und mit meiner Hilfe dann auch wieder mehr Lebensqualität erfahren kann. Aber ich tue das nicht als Toter, sondern als Lebender. Es ist meine letzte gute Tat im Leben, nicht meine erste gute Tat als Toter. Meine Zeit ist abgelaufen. Das wäre eine lebensbejahende, klare Entscheidung.

Sonntag, 6. Juli, 18.00 Uhr
Um Franziskas Krankenbett machte sich allmählich Verzweiflung breit. Das Leberversagen bestand nun schon seit 48 Stunden, und sie war seit circa 12 Stunden für ein sehr dringliches Organangebot in Leuven gemeldet. Mit jeder Minute schwanden die Chancen der jungen Patientin dahin. Im Team diskutierten wir noch einmal die Möglichkeit einer Leberlebendspende. Wie ist das möglich, da wir ja doch nur eine Leber haben? Wie ich bereits geschildert habe, kann die Leber nachwachsen. Das bedeutet, dass ein Mensch einen Teil seiner Leber spenden kann, ohne selbst Schaden zu nehmen. Das kennen wir sonst vor allem von Nierenverpflanzungen, wenn ein Familienmitglied oder auch Ehepartner eine seiner beiden Nieren spendet. Doch in diesen Fällen ist es immer die ganze Niere. Bei der Leber wird eine Hälfte gespendet, und innerhalb kurzer Zeit, oft genügen drei Monate, ist sie wieder nachgewachsen. Diese Option der Organspende ist bei nahestehenden Menschen möglich und sollte im Team mit den Ärzten, Spendern und Ethikkommissionen besprochen werden. Im Falle von Franziska kamen die Eltern als Spender nicht infrage. Beide waren über 50, der Vater hatte Übergewicht und Diabetes. Die Mutter litt an einer Depression. Wenn einem von ihnen durch die Organentnahme ein Schaden zugefügt würde, könnte Franziska nach einer erfolgreichen Transplantation nie mehr unbeschwert leben. Die Verfassung von Menschen mit gespendeten Organen wurde psychologisch gründlich untersucht. Man weiß heute, dass viele Patienten Probleme haben, das »Geschenk« anzunehmen.

In der Regel wissen die Betroffenen nicht, wer für sie starb ... Bei einer Organspende im Familienkreis wissen sie es aber sehr wohl und fühlen sich deshalb manchmal regelrecht gefangen, vor allem, wenn sie Schuldgefühle haben, wenn sie glauben, sie hätten anderen geschadet. Davon abgesehen, ist natürlich auch die Entscheidung für die Spender schwer. Wer traut sich, Nein zu sagen, wenn er um die Spende für einen geliebten Menschen gebeten wird?

In meinem Gebiet ist die Leber das einzige Organ, das routinemäßig transplantiert wird. Es wäre technisch möglich, auch den gesamten Darm, sogar mit den anhängenden Bauchorganen zu verpflanzen. Allerdings ist die Unterdrückung einer Abstoßungsreaktion sehr komplex, da der Darm das größte Immunsystem des Körpers beinhaltet. Aber die Wissenschaft arbeitet fieberhaft an diesem Problem. Wenn es gelöst werden könnte, würden viele Menschen davon profitieren.

Montag, 7. Juli, 4.00 Uhr
Nach 58 Stunden erhielten wir Nachricht aus einer norddeutschen Kleinstadt. Das erste Wunder war geschehen. Nun musste alles ganz schnell gehen; ein Explantationsteam machte sich auf den Weg, die Leber herauszuoperieren und in einer Konservierungslösung so schnell wie möglich in unsere Klinik zu bringen. Dafür werden weder Kosten noch Mühen gescheut – zum Beispiel mit einem Hubschrauberflug.

Das klappt allerdings nur, wenn die Wetterbedingungen es zulassen. Bei Nebel oder Sturm muss der Transport mit einem Auto erfolgen, was natürlich längere Zeit beansprucht. Wir hatten Glück. Der Hubschrauber konnte fliegen.

Montag, 7. Juli, 8.00 Uhr
Franziskas Zustand verschlechterte sich rapide. Wir waren in großer Sorge: Viele Menschen sterben, während sie auf ein Organ warten. Doch Franziska hielt durch, und als das neue Organ eintraf, konnten wir sie in den OP bringen. Zwei Teams operierten acht Stunden. Und wieder folgte eine Zeit des Bangens. Aber Franziska war jung und bis auf die jetzige Situation immer gesund gewesen. Ich war zuversichtlich, dass alles gut gehen würde. Doch natürlich war mir klar, dass alles Mögliche geschehen konnte. So ist es oft. Manche Patienten sterben trotz günstiger Prognose, andere, bei denen man nah daran ist, die Hoffnung zu verlieren, gesunden. Bei vielen Patienten ist die Zeit, bis ein Organ verfügbar

wird, zu lang, und der Gesundheitszustand ist nicht mehr haltbar, um eine Transplantation zu erleben. Entweder versagt der Kreislauf, oder es stellt sich in dem geschwächten Körper eine Infektion ein. Dann wird eine Transplantation sehr gefährlich, da anschließend das Immunsystem so sehr unterdrückt wird, dass eine Sepsis entsteht, eine Blutvergiftung, und die Bakterien sich im ganzen Körper ausbreiten. In diesem Fall muss die Operation abgesagt werden und das Organ möglichst schnell einem anderen kritischen Patienten – wieder über die europäische Transplantationszentrale – zur Verfügung gestellt werden. Ein erneuter Kampf gegen die Zeit, denn das Organ muss seine Vitalität behalten.

Montag, 21. Juli
Zwei Wochen nach dem Eingriff verließ Franziska »wie neugeboren« das Krankenhaus. Ihr Kupferstoffwechseldefekt war behoben, repariert durch Verpflanzung einer gesunden Leber. Allerdings würde sie wie jeder transplantierte Patient bald wiederkommen zu einer Kontrolluntersuchung, und das würde so bleiben bis an ihr Lebensende. Das ist natürlich keine schöne Aussicht. Als akut kranke junge Frau war sie zu uns gekommen, als Patientin auf Lebenszeit kehrte sie nach Hause zurück. Nach der ersten Erleichterung, dass es ihr wieder gut ging, ja, dass sie am Leben war, rebellierte sie. Sie hatte einfach »keinen Bock« auf Kranksein. Nun, wer hat den schon. Sie war wütend über ihr Schicksal. Eine schwierige Zeit begann.

Viele Dramen haben Franziska und ich gemeinsam durchgestanden. Von gesundheitlichen Problemen bis hin zu Bagatellen, die mir kaum der Rede wert schienen wie zum Beispiel der Operationsnarbe. Franziska litt unter diesem Makel, sie entwickelte Komplexe – schwer verständlich für mich, doch ich versuchte mich einzufühlen in eine junge Frau mit dem Berufswunsch Model. Eine andere Krise hatten wir, als Franziska die Medikamente gegen Organabstoßung nicht mehr einnehmen wollte. In einem langen Gespräch konnte ich ihr begreiflich machen, dass sie ihr geschenktes Leben damit in allerhöchste Gefahr brachte – ein selbstzerstörerischer Akt!

Wobei die Immunsuppression natürlich auch Gefahren mit sich bringt. Nach einer Lebertransplantation sind die genähten Anschlüsse vom eigenen Körper zu der transplantierten Leber Sorgenkinder, insbesondere von Spender-Gallengang zu Empfänger-Gallengang. Eine Naht kann vernarben und den Fluss durch die Enge behindern. Auch Bakterien können vom Zwölffingerdarm hochwandern und sich dort festsetzen. Das war leider auch bei Franziska mehrfach der Fall. Antibiotikakuren halfen. Wenn die Enge eine bestimmte kritische Schwelle unterschreitet, kann man über ein Spezial-Endoskop mit feinen Instrumenten, die man durch einen Kanal vor Ort bringt, diese Problemstelle erweitern. Zur Stabilisierung führt man dann zeitweise eine Prothese ein. Je älter Franziska wurde, desto gelassener reagierte sie auf solche Zwischenfälle. Mittlerweile ist sie 25 Jahre alt und hat im letzten Jahr Zwillinge zur Welt gebracht. Und wenn ich das Foto von der glücklichen Mutter betrachte, bin ich ziemlich sicher, dass sie jetzt wirklich angekommen ist in ihrem neuen Leben.

Darminfekte bei Patienten mit geschwächtem Immunsystem

Herr Wachter lag streng isoliert in einem Einzelzimmer. Heute, nach Corona, kennen wir die Bilder aus den Nachrichten. Viele Menschen können sich erst seither vorstellen, was es für das Personal bedeutet, die hohen Hygienestandards einzuhalten. Wir wollen in diesem Fall nicht nur uns selbst schützen, sondern auch andere und den Keim auf keinen Fall auf die Station tragen, da dort auch Patienten mit geschwächtem Abwehrsystem behandelt werden. Sie sind natürlich anfälliger gegenüber aggressiven Darmbewohnern. Herr Wachter hatte sich ein solches gefährliches Darmbakterium zugezogen. Im Zimmer ist das Bakterium auf dem Fußboden, auf dem Nachttisch, am Lichtschalter, auf den Toilettenartikeln, auf dem Geschirr, das nach dem Essen abgeräumt wird, kurz: Es ist überall. Er ist wahrscheinlich nicht in der Luft, wobei eine Ansammlung in Aerosolen – das sind feinste Flüssigkeitspartikel, die beim Ausatmen und Sprechen versprüht werden – nicht ausgeschlossen werden kann. Dies ist für Viren, wie zum Beispiel SARS-CoV-2, der wichtigste Übertragungsweg. Deshalb müssen wir uns und unsere Kleidung abschirmen. Wir wollen ja mit dem Patienten sprechen, das gehört zur Visite dazu! Und ihn vielleicht auch untersuchen – und das dauert auf der Isolierstation alles viel länger. Die Einkleidungsprozedur benötigt circa fünf Minuten. Der Arztkittel weicht einem Einmal-Überkittel, der an einen Raumanzug erinnert und luftundurchlässig ist; das merkt man auch schnell. Schließlich bedeckt man mit einer Kapuze am Kopf beginnend bis zu den Schuhen den ganzen Körper mit Überziehern. Mund- und Nasenschutz, Plastikbrille oder Gesichtsschutzschild und Handschuhe folgen. Wenn alle im Team fertig sind, wird angeklopft, und alle betreten zügig das Zimmer. Es ist kein Vergnügen, in dieser Montur zu arbeiten. Es ist heiß, man bekommt schlecht Luft, alles ist anstrengend, und man sehnt sich nach dem Augenblick, wenn man das Zeug wieder loswird. Doch man kann es sich nicht hopplahopp vom Leib reißen, sondern muss es sorgfältig ausziehen, damit es in Spezialbehältern entsorgt werden kann.

Aber meinem Patienten, Herrn Wachter, ging es noch schlechter als mir in meinem Raumanzug. Er litt an einer hochinfektiösen Durchfallerkrankung mit stündlich blutigen Durchfällen. Er hatte bereits Wundschmerzen bei der Stuhlentleerung, und sein Allgemeinzustand war nicht gut. Sehr geschwächt, ja geradezu hinfällig erschien er mir. Vor zwei Jahren hatte er eine Leber transplantiert bekommen aufgrund eines durch Johanniskraut verursachten akuten Leberversagens. Möglicherweise hatte er das Kraut überdosiert, wozu Männer neigen, nach dem Motto: Viel hilft viel. Es gibt aber auch Menschen, die auf die empfohlene Dosis überschießend und hyperallergisch reagieren. Gerne denkt man, dass die Natur nur Harmloses hervorbringt. Das ist aber nicht immer der Fall.

Jeder kennt das tödliche Gift des Fliegen- oder Knollenblätterpilzes, von Fingerhut, Maiglöckchen oder der Vogelkirsche. Aus vielen dieser Naturprodukte wurden tatsächlich Medikamente gemacht. Die Dosis macht das Gift! Dass Naturpräparate solche Folgen haben können, wissen leider nur wenige.

Leider vertrug Herr Wachter nach der Transplantation die Immunsuppression nicht. Egal, welches Medikament ihm verabreicht wurde, immer folgten Magen- und/oder Darmbeschwerden. Auch die Psychologin, die wir hinzugezogen hatten, fand keine Erklärung. Manchmal besteht bei transplantierten Patienten unbewusst ein Wunsch zu sterben. Sie haben das Gefühl, ihr Weiterleben auf Kosten eines anderen nicht verdient zu haben, auch wenn das irrational erscheint, da sie ja nicht für den Tod des Spenders verantwortlich sind.

Eine Unterdrückung des Immunsystems erfolgt im Übrigen nicht nur durch Immunsuppressiva, die nach einer Organtransplantation eingesetzt werden. Auch die Zuckerkrankheit schwächt das Abwehrsystem. Antibiotika verändern die Darmbakterien in ihrer Zusammensetzung. Dies liegt daran, dass sie als künstliche chemische Verbindungen nicht vollständig in den Körper aufgenommen werden und Darmbakterien – zumindest solche, die auf das jeweilige Antibiotikum ansprechen – vernichten. Die Idee, nach Antibiotikagabe Medikamente zum Aufbau der Darmbakterien zu geben, ist nicht plausibel, da sich sofort und ohne Manipulation wieder die alte Bakterienzusammensetzung einstellt. Während der Antibiotikagabe kann die Störung der natürlichen Umgebung im Darm aber zur Überwucherung mit schädlichen Keimen führen. Wahrscheinlich ist dies bei Patienten mit Immunschwäche besonders häufig, da sie oft Antibiotika einnehmen müssen.

Die Lösung: Stuhltransplantation
In Herrn Wachters Darm hatte sich nach einer Antibiotikatherapie wegen einer Nierenbeckenentzündung ein Bakterium breitgemacht und die Darmwand mit seinem Gift angegriffen. Das war

ihm leichtgefallen, da Herrn Wachters Immunsystem heruntergefahren wurde, um die transplantierte Leber nicht abzustoßen. Der Name des Keims ist Clostridium difficile. Er ist als solcher nicht gefährlich, aber die Bakterienvariante, die das giftige Clostridium-difficile-Toxin bildet, ist das Problem. Der gleiche Keim hatte bei ihm in diesem Jahr bereits zweimal zugeschlagen, und nun halfen die Antibiotika, die man bei dieser Infektion verordnet und die zuvor Wirkung gezeigt hatten, nicht mehr. Was tun? In meinem Team diskutierten wir die Möglichkeit einer Stuhltransplantation. Gemeinsame Diskussionen im Team sind wichtig, damit alle ihre Argumente vortragen können und dann auch hinter der Therapie stehen. Ein Gegenargument war, dass bei einem immungeschwächten Patienten die Gabe von so vielen Bakterien gefährlich werden könnte. Würde die Darmbarriere halten? Das war die große Frage. Wir wagten es und entschieden uns für eine Stuhltransplantation, denn wir standen mit dem Rücken zur Wand, es gab keine weitere Therapieoption. Dazu muss ein gesunder Stuhlspender gesucht werden, was natürlich deutlich einfacher ist, als einen Organspender zu finden. Der Stuhlspender wird gründlich untersucht, um auszuschließen, dass er schädliche Keime im Stuhl hat. Dann wird eine Portion Spenderstuhl mit Wasser aufgeschüttelt und gefiltert, um die Fasern zu entfernen. Der Darm des Empfängers wird mit 4 Litern einer Spüllösung gesäubert. Schließlich träufelt man 500 Milliliter der Stuhl-Suspension über eine tief im Darm gelegene Sonde in den Dünndarm oder über eine Dickdarmspiegelung direkt an den Anfang des Colons. Mittlerweile kann man auch tiefgefrorenen Spenderstuhl in Kapseln oral geben. Wenn alles gut läuft, kann man auf diese Weise böse Bakterien durch gute ersetzen.

Herr Wachter strahlte mich an. »Das klingt großartig, Herr Professor. Das leuchtet mir alles ein.« Er wurde nachdenklich: »Aber wer macht denn so was, ich meine, wen soll ich da fragen? Das ist doch peinlich. Muss das ein Verwandter sein? Meine Schwester will ich nicht bitten. Mit der liege ich im Clinch, und sonst habe ich keine Verwandten. Oder könnte meine Frau auch spenden? Aber das wäre wirklich sehr peinlich, zumal wir getrennt sind, wenngleich wir in letzter Zeit mit dem Gedanken spielen, ob wir es noch einmal miteinander versuchen sollen. Meine Erkrankung hat uns wieder näher zusammengebracht. Aber sie um eine solche Liebesgabe zu bitten … ich weiß nicht.«

Ich konnte Herrn Wachter beruhigen. Um einen Spender würden wir uns kümmern – und dazu mussten wir keine aufwendige Suche starten. Es gab bei uns im Krankenhausteam einen gesunden Mitarbeiter, der bekannterweise eine gute Verdauung hatte und dessen Stuhl in Bezug auf Krankheitserreger sorgfältig untersucht war. Er stellte sich freundlicherweise gelegentlich als Stuhlspender zur Verfügung, und er tat das auch im Fall von Herrn Wachter. Während der Spenderstuhl aufbereitet wurde, führte Herr Wachter für die Dickdarmspiegelung ab. Die gesamte Prozedur der Stuhlapplikation im Rahmen der Coloskopie dauerte nur eine halbe Stunde. Danach konnte Herr Wachter wieder essen und trinken. Wie in den meisten Fällen nach einer Stuhltransplantation war nach zwei Tagen der Durchfall verschwunden. Manchmal werden allerdings nach dem Eingriff auch Durchfall und Krämpfe beobachtet, die aber nach wenigen Tagen verschwinden.

Der Keim, der das Gift produziert, hatte die Stuhlflora überwuchert. Durch die Gabe des Spenderstuhls wurde er jetzt von einer gesunden Stuhlflora ersetzt. Das Verfahren ist noch neu, und seine Wirksamkeit ist bisher nur bei der auch hier vorliegenden durch das Clostridium-difficile-Toxin bedingten Dickdarmentzündung nachgewiesen. Bei anderen Infektionen oder Darmentzündungen ist es noch nicht erprobt. Manche propagieren das Verfahren auch bei Stoffwechselerkrankungen, einschließlich Übergewicht, in diesen Fällen bedarf es aber noch eines Wirksamkeitsnachweises. Da potenziell auch Krankheitserreger übertragen werden können, sollte man mit einem zu großzügigen Einsatz vorsichtig sein. Aber vom Dosieren »frei Schnauze«, wie Herr Wachter es beim Abschlussgespräch nannte, war er ohnehin geheilt. Dadurch hatte er sich den ganzen Schlamassel ja erst eingebrockt mit dem Resultat, dass seine Leber den Dienst quittiert hatte. In Zukunft würde er Arzneien, egal ob vom Arzt oder aus der Apotheke, nur noch nach Rücksprache mit Fachleuten oder nach gewissenhaftem Studium des Beipackzettels einnehmen. Dann vertraute er mir an: »Wissen Sie, Herr Professor, das Johanniskraut habe ich ja bloß genommen, weil es mir seelisch nicht so gut ging. Wo meine Frau mich doch verlassen hat. Meine Nachbarin hat gemeint, nimm das mal, das hilft dir bestimmt, mir hat es auch geholfen, als mein Mann die Fliege gemacht hat. Ich habe damals einfach etwas für die Stimmung gebraucht. Die war bei mir im Keller. Ich hatte ja keine Ahnung, dass es noch viel tiefer gehen kann. Der vermeintliche Keller, das habe ich bei der Lebertransplantation gemerkt, war in Wirklichkeit ein Penthouse.«

Ich nickte.

Herr Wachter fuhr fort: »Aber Stimmung aufhellen, das brauche ich jetzt nicht mehr. Denn jetzt klappt bei mir ja wieder alles, und ich werde nie vergessen, wie dreckig es mir gegangen ist. Das ist jetzt meine Stimmungsaufhellung, die Erinnerung an die Scheiße, die ich durchgemacht habe«, er grinste. »Na, Sie wissen schon, wie ich das meine.«

Ja, das wusste ich, wenngleich nicht alle Bakterien eine solche vernichtende Wirkung haben wie im Falle von Herrn Wachter. Ganz im Gegenteil, wir brauchen sie – in einer gesunden Balance –, und dafür sorgt unsere innere Haut.

WIR SIND NICHT ALLEIN IN UNS

Darmgesundheit bedeutet: starker Schleim! Zuverlässig muss er uns vor den Bakterien im Darm schützen, 24 Stunden, sieben Tage die Woche, immer! Im Folgenden werde ich unsere Darmbewohner vorstellen und einzelne Störenfriede herausgreifen. In einem Gramm Stuhl leben 100 Milliarden Bakterien und 10 000 Pilze in friedlicher Koexistenz mit uns. Insgesamt werden, wie schon gesagt, etwa 250 Gramm Stuhl pro Tag produziert. Das ergibt insgesamt ungefähr so viele Fremdorganismen, wie es Zellen in unserem Körper gibt. Man wundert sich, dass man bei einem solchen Befall überhaupt lebensfähig ist.

Dieses Leben verdanken wir dem Schleim. Er hält die Bakterien im Normalfall in Schach. Diese riesige Menge von Bakterien muss einem guten Zweck dienen, sonst gäbe es sie nicht. Den Sinn haben wir aber bis heute noch nicht genau verstanden.

Die Bakterien, die in Stämme und Familien untergliedert sind, bilden eine bunte Vielfalt. Interessanterweise bleibt die Zusammensetzung der Population immer relativ gleich. Wenn man im Rahmen der Vorbereitung für eine Coloskopie den Darm säubert, werden fast alle Bakterien entfernt. Dazu nimmt der Patient eine beträchtliche Menge an Flüssigkeit zu sich, bis zu vier Liter Wasser, dem bestimmte Substanzen beigemischt sind, sodass die Flüssigkeit nicht in den Körper aufgenommen wird. So wird der Darm gründlich durchgespült. Wenn der Patient dann nach der Coloskopie wieder Nahrung zu sich nimmt, hat er nach zwei Tagen ein normales Stuhlbild mit der gleichen Anzahl und dem gleichen Spektrum von Bakterien wie zuvor. Sprich, die Natur möchte den alten Zustand, der als körpereigener Ist-Zustand zu verstehen ist, eigenständig wieder herbeiführen. Ohne Bakterien gäbe es kein Leben, aus ihnen hat sich unsere schöne Welt entwickelt. Wir Forscher sprechen bei den Bakterien im Darm auch von der kommensalen Flora. Ich mag den Begriff: die mit uns lebende Bakterienwelt.

Aber woher kommen diese Bakterienmengen überhaupt? Zum Teil ursprünglich aus unseren Speisen. Obwohl sie von der Salzsäure des Magens und den Säften der Bauchspeicheldrüse weitgehend zerstört werden, huschen einige doch durch in den Darm. Ich vermute, dass der Dickdarm eine Art Reaktorbrutstätte zur Vermehrung dieser Bakterien darstellt. Durch die massive Eindickung im Stuhl kommt es dann zu dieser unglaublichen Anreicherung.

Kleine Angreifer mit großer Wirkung

Wir Wissenschaftler nennen die Bakterien im Darm Mikrobiota. Damit sind alle Bakterien und Pilze gemeint, die guten, die schlechten, die neutralen. Wobei ein Bakterium sich selbst wohl kaum so bezeichnen würde. Es will einfach leben und interessiert sich nicht dafür, ob seine Existenz uns nutzt oder schadet.

Bakterien kann man im Lichtmikroskop gerade noch als kleinste Pünktchen sehen. Sie sind etwa fünf- bis fünfzigmal größer als Viren. Es gibt sozusagen gute und böse, förderliche und schädliche Bakterien. Sie stellen die simpelsten lebenden Organismen mit eigenem Stoffwechsel dar, das heißt, sie können so etwas wie essen, ausscheiden, miteinander kommunizieren und Sex haben. Viele nicht krank machende Bakterienarten begleiten uns ständig auf und in unserem Körper. Auch unsere Haut, unser Mund, die Nase und Lunge sowie praktisch alle Körperöffnungen sind besiedelt von harmlosen Bakterien, die oft stabilisierend wirken und uns dabei helfen, krank machende Bakterien abzuwehren. Das Geheimnis liegt im Übergewicht zu den »bösen« Bakterien. Deren Waffen sind Säuren, Gifte und Stoffwechselprodukte, die unsere Zellen angreifen, sowie die sogenannten freie Radikale, durch die sie Lebewesen auf vielfache Weise schädigen oder gar töten können.

Das friedliche Miteinander der kommensalen Flora kann auch gestört werden, wenn fremde Eindringlinge den traditionellen Bewohnern Platz wegnehmen. Das geschieht oft, wenn wir verreisen. Montezumas Rache erwischt uns denkbar ungünstig: im Urlaub! Die Beschwerden treten acht bis zwölf Stunden nach Verzehr von kontaminierten Lebensmitteln auf. So ein Durchfall wird nämlich meist nicht von dem ungewohnten Essen verursacht, sondern von ungewohnten Bakterien im Essen. In der Regel produzieren sie ein Gift, das die Wasserpumpen im Dickdarm außer Betrieb setzt. Durch die folgenden zahlreichen Durchfälle sollen die Eindringlinge auf natürliche Weise entfernt werden. Doch durch den Flüssigkeits- und Salzverlust fühlt man sich schwach und hinfällig. Dazu kommen noch Übelkeit und Erbrechen. Urlaub hat man sich anders vorgestellt.

In so einer misslichen Lage empfehle ich die Einnahme von reichlich Flüssigkeit. Bewährt hat sich die folgende, von Ernährungsmedizinern empfohlene Mischung: 1 Liter Wasser, 5 Esslöffel Zucker, 1,5 Esslöffel Kochsalz und 0,5 Liter Orangensaft. Salzstangen sind zusätzlich zu empfehlen. Die gute Nachricht ist, dass die Erkrankung von alleine ausheilt und keine Folgeschäden hinterlässt. Allerdings vermuten manche Wissenschaftler, dass ein kleiner Prozentsatz der Betroffenen später einen Reizdarm entwickeln kann. Schließlich nimmt die körpereigene kommensale Flora wieder ihren Platz ein und verdrängt die schädlichen Eindringlinge. Vor einer sogenannten Reisediarrhö kann man sich schützen, indem man nur Geschältes, Gekochtes und Gebratenes zu sich nimmt. Salat und Eiswürfel sollte man meiden. Wasser in abgepackten Flaschen ist unbedenklich.

In Einzelfällen dringen die fremden Bakterien in den Schleim ein und dünnen ihn aus. Es gibt Bakterien, die auf ihrer Oberfläche, bildlich gesprochen auf ihrer Nase, ein Enzym haben, das das uns bereits bekannte Phosphatidylcholin (PC) spaltet, um sich davon zu ernähren. Sie sind geradezu süchtig nach diesem PC im Schleim. Leidenschaftlich und gierig stürzen sie sich darauf und verleiben es sich ein. Da die Passage durch den Dickdarm lange dauert, haben sie genug Zeit für ihre Völlerei, und am Ende kommt ein Schleim an, der weniger PC enthält. Wenn wir nur von Montezumas Rache sprechen, regeneriert sich der Darm wieder. Doch bei Patienten mit Colitis ulcerosa, deren Staubsauger defekt ist, der PC aus der Schleimhaut des Dünndarms zieht, kommt ohnehin nur eine kleine Menge PC im Dickdarm an. Je nachdem, wie groß der Mangel an PC im Schleim ist und je mehr ein Mensch von diesen PC fressenden Bakterien beherbergt, steigt die Entzündung vom Mastdarm auf bis zum Befall des gesamten Dickdarms. Wenn das Tor im Schleim durch einen kritischen Mangel an PC einmal offen ist, dann blasen sie zum Angriff: die 100 Milliarden Bakterien pro Gramm Stuhl. Eine Entzündung entsteht – und Montezuma rächt sich nicht nur, er beginnt einen Krieg. Obwohl diese Vorstellung nicht von allen Wissenschaftlern geteilt wird, sprechen meine Forschungsergebnisse für diese Theorie.

Das Norovirus

Nicht nur Bakterien greifen uns an, sondern auch Viren. Sie sind so klein, dass man sie nicht mal mit dem Lichtmikroskop sehen kann. Viren sind nicht selbstständig lebensfähige, also eigentlich tote, maschinenähnliche Partikel, die sich aber über passende Schlüssel in lebende Wirtszellen einschleusen können und dort ihre eigene Vervielfältigung programmieren. Wie Piraten übernehmen sie das Ruder, beuten die Zelle aus und zerstören sie schließlich, um Tausende identischer Kopien der leblosen Killermaschinen in die Umgebung zu schleudern. Was den Darm betrifft, ist ein Virus in aller Munde ... und daher kommt es auch: Das Norovirus ist sehr ansteckend. Es ist ein Hauptgrund für die Entstehung einer Gastroenteritis. Die Patienten klagen über Übelkeit, Erbrechen, Durchfall, Magenschmerzen, Fieber, Kopf- und auch Gliederschmerzen – ein schweres Krankheitsbild, bei dem der ganze Körper wehtun kann. Und keiner ist davor gefeit, das Norovirus kann jeden treffen. Es wird von Erkrankten oder durch verunreinigte Lebensmittel oder Wasser und von kontaminierten Oberflächen übertragen. Nach 12 bis 48 Stunden kommt es zum Ausbruch; die Patienten merken, dass etwas nicht stimmt, oft von jetzt auf gleich. Durch den massiven Wasserverlust trocknen Mund und Schleimhäute aus. Der Volumenverlust führt auch zu Schwindel nach dem Aufstehen. Deshalb besteht die Therapie in reichlichem Trinken. Antibiotika sind nutzlos. Nach ein bis drei Tagen ist der Spu(c)k vorbei. Die Erkrankung verschwindet so, wie sie gekommen ist, ohne Spuren zu hinterlassen. Schützen kann man sich durch Vermeidung von Kontakt zu Infizierten und häufiges und gründliches Händewaschen mit Seife. Dies ist auch die Hygienemaßnahme Nr. 1 zur Vermeidung von Magen-Darm-Infekten, die durch Aufnahme von winzigen Spuren der Darmbakterien auf unseren Händen hervorgerufen werden.

Die Bandwurm-Diät

Noch unangenehmer als ein Norovirus ist Parasitenbefall. Parasiten umfassen eine Vielzahl völlig verschieden großer und unterschiedlich gestalteter, teils sehr komplizierter Lebensformen, die von einzelligen Mitbewohnern, beispielsweise Amöben, bis zu meterlangen Bandwürmern reichen können. Parasiten haben ihren

Namen erhalten, weil sie im Wirt parasitieren, also sich in ihm oder auf ihm von ihm ernähren und ihn dadurch schädigen. Parasiten nehmen ihren Wirten Nährstoffe einschließlich der Vitamine weg, bohren sich in die Wirtskörper, saugen Blut wie die Vampire. Eine extrem unangenehme Vorstellung, als Mensch von einem Parasiten okkupiert zu sein! Doch das kommt häufiger vor, als man glauben möchte.

Bei perfekt angepassten Parasiten kann die Schädigung des Wirts gering sein. Sie kann aber auch zum Tod der Betroffenen führen. Früher war in Deutschland einer der häufigsten Parasiten der Rinderbandwurm. Er ist zehn Meter lang und hat eine Breite von 1,5 Zentimetern. Er hat zwei »Wirte«: zunächst den Menschen, dem er als Untermieter nichts tut, aber ihm seine Nahrung wegnimmt. Der Rinderbandwurm fühlt sich tatsächlich sehr wohl im menschlichen Darm und macht sich dort kaum bemerkbar. Ein blinder Passagier. Er gibt jedoch täglich unzählige Eier ab, die dann über den Nahrungskreislauf von der Kuh als zweitem Wirt aufgenommen werden. Im Darm der Kuh schlüpfen Larven, und die sind aggressiv. Sie durchdringen die Darmwand und beißen sich in den inneren Organen und der Muskulatur der Kuh fest. Als sogenannte Finnen vermehren sie sich und zerstören das Gewebe. Wenn das Fleisch einer befallenen Kuh unter dem Namen Tatar verkauft wird und wir es verzehren, könnten die Finnen in unserem Darm zu Bandwürmern auswachsen, und der Kreislauf des Bösen setzt sich fort. Doch wegen der bei uns vorgeschriebenen Fleischbeschau durch einen Tiermediziner und weil das Düngen mit menschlichen Ausscheidungen bei uns verboten ist, wurde die Erkrankung praktisch ausgerottet. Deshalb konnte ich es zuerst kaum glauben, als mir neulich jemand erzählte, dass es Menschen gibt, die Finnen absichtlich verzehren in der Hoffnung, einen Bandwurm anzulocken und somit bequem abzunehmen, ohne hungern zu müssen. Man holt sich quasi einen Untermieter ins Haus, der die Reste verputzt. Schwere Vitamin- und Mineralstoff-Mangelzustände mit Blutarmut und Schwächezuständen sind die

Folge und bringen die Betroffenen in Lebensgefahr. Allein die Idee zu einer solchen Diät verweist schon auf einen behandlungsbedürftigen Patienten, wenn auch in einer anderen Fachdisziplin: Dieser Unsinn ist gefährlich, einmal abgesehen davon, dass er zu einer neuerlichen Verbreitung einer schon fast vergessenen Erkrankung führt. Auf ein Kündigungsschreiben reagiert der womöglich mittlerweile stark gewachsene Untermieter nicht. Eine gewaltsame Räumung mit Wurmkuren kann den Wirt selbst in Lebensgefahr bringen. Also lieber bei den bewährten Einschränkungen bleiben, wenn Sie abnehmen möchten: bei Diäten, in denen kein Wurm drin ist!

Pilze

Schön, wenn einem als Pilzsammler bei dieser Überschrift nur kulinarische Erinnerungen in den Sinn kommen und man keine anderen Erfahrungen gemacht hat, die einen ja von Kopf bis Fuß überfallen können. Einige Pilze, grüngraue muffige Burschen, die in Gestalt von Schimmel auch gern Käse und Brot vernaschen, können in Einzelfällen bei gestörter (Schleim-)Barriere in den Körper eindringen und sich über das Blut mit einem Direktmarsch durch das Gewebe in Organen breitmachen.

Die meisten Pilzarten sind jedoch nur in der Lage, Menschen wirklich krank zu machen, wenn ihre Immunabwehr stark geschwächt ist. Ansonsten sind sie einfach da, allmorgendlich zum Beispiel als weißer Belag auf der Zunge. Solange das Immunsystem intakt ist, besteht keine Gefahr. Doch so ein Belag ist ein wichtiger Hinweis darauf, dass sich eine Immunschwäche irgendwo im Körper verbirgt. Achtung, Warnzeichen! Dahinter könnte sich ein Tumor oder eine Zuckerkrankheit verbergen. Die Zunge ist ein Spiegel des Körpers. Ich schaue sie mir bei jedem meiner Patienten an. Wenn sie befallen ist, findet sich Pilzbefall meist im ganzen Magen-Darm-Kanal, und auch die Lunge kann betroffen sein.

Pilze überleben sogar das Bad in der Magensäure und dringen dann bis in den Dickdarm vor. Bei mehr als einer Million Pilzkolonien pro Gramm Stuhl kommt es zu Durchfall. Niemals zu Verstopfung! Wer ständig Durchfall hat, sollte bei der Suche nach den Ursachen auch an Pilze denken.

In jüngster Vergangenheit kursierte vielerorts das Märchen vom Candida-Syndrom, das entstehen soll, wenn man Pilze im Körper hat: nicht Champignons oder Pfifferlinge, sondern die kleinen Mitbewohner im Darm. Der Pilz Candida albicans soll dahinterstecken. Viele Symptome werden diesem angeblichen Syndrom zugeschrieben, darunter Depression, Impotenz, Haarausfall, Periodenschmerzen, Übergewicht – man nehme, was einen gerade bedrückt, und saniere damit in erster Linie die Kassen derjenigen, die Darmsanierungen anbieten. Die ganze Idee ist nämlich ein Trugschluss. Pilze sind per se nichts Schlechtes. Jeder Mensch hat Pilze im Darm, sie sind normale Bestandteile unserer Mikrobiota.

Probiotika

Probiotika werden auch als »gute« Bakterien im Darm bezeichnet – obwohl man es eigentlich nicht so genau weiß. Trotzdem wird fleißig Geld damit verdient. Viele Leute wollen krank machende Keime im Darm verdrängen, und Probiotika werden als Wunderwaffe gehandelt.

Zu ihnen gehören verschiedene Bakterien in verschiedenen Verpackungen und mit unterschiedlichen Wirkungen. Ein Großteil soll auf den Magen-Darm-Kanal wirken und entweder bei Durchfall oder Verstopfung helfen: Lactobakterien oder auch Bifido-Bazillen, auch Kombinationen. Der Markt ist voll mit diesen Präparaten, auch die bereits erwähnten aus der Fernsehwerbung, in der kurz vor den Nachrichten erklärt wird, dass die Beschwerden nach Einnahme »wie weg« sind, was bedeutet, dass sie in

Wirklichkeit noch da sind. Und das ist das Problem: Probiotika wirken halt nicht immer. So die aktuelle Studienlage. Aber sie bewirken etwas, nämlich bei Menschen, die unter Blähungen und Bauchschmerzen leiden, falsche Hoffnung. Der Glaube versetzt Berge, und auf einmal sind sie wie weg? Wo kein Placeboeffekt eintritt, bleiben Ernüchterung und Enttäuschung, und es wird weiter gepupst. Zum Schluss aber noch eine wirklich gute Nachricht: Probiotika belasten nicht mit wesentlichen Nebenwirkungen, wenngleich die Menge der eingenommenen Bakterien nicht unerheblich ist: Die empfohlene Dosis beträgt täglich 100 Millionen bis eine Milliarde Bakterien. Die probiotischen Bakterien scheinen sich allerdings nicht mit der einheimischen kommensalen Flora verbünden zu wollen. Sie werden abgestoßen und müssen deshalb täglich neu geschluckt werden – ein einträgliches Geschäft für die Hersteller.

Einer der Hauptvertreter und wahrscheinlich das älteste Probiotikum auf dem Markt ist Escherichia coli Nissle. Es wurde im Ersten Weltkrieg entdeckt. In einer Kompanie grassierte eine schwere Durchfallerkrankung. Alle erkrankten, nur ein Soldat blieb gesund. Das fiel dem Militärarzt Dr. Nissle auf, und er isolierte aus dem Stuhl des gesunden Mannes ein besonderes Bakterium, dem er seinen Namen als Markenzeichen gab: Escherichia coli Nissle. Er untersuchte nach dessen Herstellung in großen Mengen die Wirkung auch bei anderen Patienten mit Durchfall und sah eine Verbesserung ihres Gesundheitszustandes. Die antientzündliche Wirkung wurde interpretiert als Stabilisierung der Darmbarriere und Stärkung der Immunabwehr. Der entzündungshemmende Effekt wurde später tatsächlich nachgewiesen: in einer großen Studie bei Patienten mit Colitis ulcerosa durch Professor Kruis, einen renommierten Gastroentereologen.

Manche behaupten auch, dass Probiotika gut für die Seele sind. Eine antiallergische Stoffwechsellage und eine Wirkung gegen

Neurodermitis wird ihnen ebenfalls nachgesagt. Die Schulmedizin ist bezüglich dieser Aussagen noch skeptisch.

Zum Ende dieses Abschnitts noch ein Wort zu Pilzen. Sie gehören zum Teil auch zu den Probiotika, genauer: Hefen, die ja zur Gattung der Pilze zählen. In gutem Ruf steht die Bäckerhefe, von der Schulmedizin als harmlos eingestuft. Sie hat im Vergleich zu Bakterien eine große Oberfläche und kann viele Bakterien binden. Wenn ein Patient also durch zu viele bösartige Bakterien, die oft auch noch Gift in ihre Umgebung abgeben, übervölkert wird, kann Bäckerhefe sie abfangen und ausscheiden helfen.

Präbiotika

Skeptisch äußert sich die Schulmedizin zu Präbiotika. Diese sollen das Futter für die Probiotika bereitstellen. Es handelt sich bei Präbiotika um aneinandergeknüpfte bestimmte Zuckermoleküle (Inulin, Fructose- und Galactoseverbindungen), die bis in den Dickdarm gelangen und dort den guten Darmbakterien als Nahrung dienen sollen. Diese vermehren sich bevorzugt und produzieren aus dem Zucker kurzkettige Fettsäuren, die Energielieferanten für die Schleimhautzellen sein sollen, außerdem den Darm säubern und die Darmaktivität ankurbeln. Selbst wenn kurzkettige Fettsäuren zur Energiegewinnung genutzt werden könnten, weiß keiner, in welchem Ausmaß und ob das von Bedeutung ist. Diese können unter normalen Bedingungen auch von den Darmbakterien durch Zuckerabspaltung aus den dort reichlich vorhandenen Fasern und Umwandlung in diese Fettsäuren entstehen. Also bräuchten wir eigentlich keine Präbiotika.

Alles, was unseren Darmpatienten nutzt, ist willkommen. Dazu sind Studien notwendig. Aber was soll getestet werden? Wieso kann man behaupten, dass nur die guten Bakterien gefüttert werden? Welche Hinweise gibt es, weshalb die schlechten Bakterien nicht auch profitieren? Wenn man ohne Beweis etwas behauptet und es durch Werbung der Öffentlichkeit mundgerecht präsentiert, kann das auch ein Geschäftsmodell sein.

Was meine Entdeckung des Lecithins betrifft, kann ich sehr wohl Beweise vorlegen – doch leider wissen noch zu wenige Menschen davon. Seit Jahren beschäftigte ich mich intensiv mit der Frage, wie ich meinen Darmpatienten helfen kann, und nicht nur ihnen, sondern vielen anderen, idealerweise auf der ganzen Welt. Denn ich weiß ja, wie schlimm viele von ihnen leiden. Es war klar, dass ich große Studien brauchte, um die Wirkung des Lecithins zu beweisen oder zumindest Aufmerksamkeit zu generieren, denn wie Sie nun wissen, bedeutet der Verkauf eines Produktes nicht, dass es etwas hilft. Was das Lecithin betrifft, war ich aber absolut sicher. Ich sah es ja täglich in meiner Praxis, wie sich das Leid der Patienten nach Einnahme des Lecithins verbesserte. Nicht nur Max konnte wieder Fußball spielen – viele Menschen gewannen Lebensqualität zurück, und das gab mir die Kraft, immer weiterzumachen. Ich bin nun mal mit Leib und Seele Arzt und Forscher, auch wenn ich als Einzelkämpfer unterwegs bin. Aber sollte ich deshalb aufgeben? Gewiss nicht!

LICHT AM ENDE DES TUNNELS

Ich kann keine tolle Geschichte erzählen, wie mir ein Licht aufging. Das liest man ja gelegentlich, wenn Forscher sich erinnern, wie sie auf eine bahnbrechende Idee kamen. Ausnahmsweise denken sie mal nicht an das, was sie sonst Tag und Nacht beschäftigt. Sie beobachten vielleicht etwas in der Natur, und auf einmal – Heureka! – taucht das Puzzlestück auf, das zur Lösung noch gefehlt hat. Bei meinem Herzensthema, der inneren Haut, hätte ich der Legende nach gedankenverloren eine Schnecke beobachten können, die eine Schleimspur hinter sich herzieht. Oder ich hätte morgens nach einer Nacht mit wenig Schlaf und viel Arbeit in meine Haferflocken starren können, in denen sich – Heureka! – eine Erinnerung an Haferschleimsuppe manifestiert hätte und auf einmal ... »Das war der Moment, in dem ich wusste, dass die Lösung im Schleim liegt.«

Nein, bei mir gibt es keine solchen Geschichten. Mein Leben war sehr arbeitsintensiv. Zum Glück stärkte mir meine Familie den Rücken. Meine Frau Birgit begleitete mich oft zu Kongressen und unterstützte meine Arbeit. Sie kannte das Leid der Patienten und auch die Erfolgsgeschichten mit Lecithin. Ich rechne es ihr hoch an, dass sie so viel Verständnis für meine manchmal nur Stippvisiten zu Hause hatte – wie auch meine Kinder, die heute selbst mit Biologie und Medizin verbunden sind, ein gutes Zeichen, wie ich meine.

Auch ohne Schneckenbeobachtung war es mir seit Langem klar, dass ich beim Schleim ansetzen musste. Wenn es mir gelang, das fehlende Lecithin im Schleim von Colitis-ulcerosa-Patienten aufzufüllen, konnte ich vielleicht sogar ein Mittel finden, das auch Patienten mit anderen Darmerkrankungen hilft und insgesamt zur Darmgesundheit beiträgt, sogar zum Schutz vor Krebs. Der Darmkrebs gehört ja zu den häufigsten Krebsarten, und man kann wenig Vorbeugendes tun, außer ballastreiche Kost und wenig rotes Fleisch zu sich nehmen. Eine starke Darmschleimhaut bietet Schutz gegen Angreifer jeder Art. Idealerweise sollte die innere Haut gestärkt werden, ohne dass Nebenwirkungen auftreten.

Und wenn das klappte, musste ich die Fachwelt davon überzeugen. Es war zwar schön, wenn ich meinen Patienten helfen konnte, doch ich wollte noch viel mehr Menschen helfen – und dazu brauchte ich die Unterstützung meiner Kollegen. Mit grünen Bananen konnte ich nicht antanzen, ich musste seriöse Forschung einreichen. Eine erste Studie lag mir selbst sehr am Herzen. An der Uniklinik stieß ich auf offene Ohren und gewann Mitstreiter. Nun fehlten nur noch eine zuverlässig reproduzierbare Lecithin-Präparation und absolute Transparenz. Die Zusammensetzung muss bekannt sein, und sie muss für den Einsatz beim Menschen sicher sein. Man muss genau nachvollziehen können, welche Menge pro Tag Schutz oder Besserung, vielleicht sogar Heilung bewirkt.

Die größte Herausforderung bestand darin, das Lecithin so zu verpacken, dass es erst im Dickdarm freigesetzt wird. Denn wie Sie ja nun wissen, würde es sonst im Magen verspeist, und nichts würde im Darm ankommen. Ich recherchierte und rief bei einer solchen »Verpackungsfirma« an. Vertieft in mein Thema, vergaß ich beim ersten Telefonat, meiner Gesprächspartnerin die Hintergründe zu erklären, und fragte lediglich nach einer Verpackung für ein Mittel, »das tief im Darm freigesetzt werden soll«.

»Verarschen kann ich mich selbst«, erhielt ich zur Antwort und schaute dann ein wenig verdutzt in die Röhre.

Beim nächsten Versuch drückte ich mich klarer aus, und schließlich suchte ich einige Firmen persönlich auf. Das führte zu kuriosen Situationen und zwei neuen Patienten. Viele Leute kennen das ja – sie sprechen von ihrem Beruf, und sofort werden sie mit Fragen bombardiert. Ach, du arbeitest in einem Computerladen, da kannst du mir doch gewiss weiterhelfen … Ach, du bist beim Finanzamt, sag mal, wie ist das, wenn …

Mein Lieblingsthema ist nicht salonfähig, doch wenn es mal zur Sprache kommt, brechen Dämme. Kurz: Einem Geschäftsführer konnte ich mit dem Rat zu Flohsamen gut helfen, einen anderen schickte ich zum Proktologen. Es beflügelte mich, dass jeder sofort verstand, worauf es mir ankam. Unglaublich viele Menschen leiden an ihrem Darm, und weil sie nie darüber sprechen, baut sich da sehr viel Druck auf.

Seitens der »Verpacker« wurden verschiedene Konzepte vorgeschlagen. Am besten gefiel mir die Idee, eine Kapsel mit Lecithin zu befüllen und sie so zu versiegeln, dass sie erst im Dickdarm aufgelöst wird. Gespannt wartete ich auf die Kapseln, um dann an der Klinik mit unserer Studie zu beginnen. Doch statt des Kuriers mit einigen Mustern stand irgendwann der Geschäftsführer höchstpersönlich in meinem Büro und teilte mir empört mit, dass das Lecithin im Laufe des Herstellungsverfahrens geschmolzen sei. Und das war er wohl auch, beziehungsweise noch am Sieden. Aufgebracht rief er, dass das »Scheißlecithin« seine Maschinen verklebt habe. Und ob ich wisse, was ihn das koste.

Ich konnte gar nicht Nein sagen, da schoss er mir schon seinen Schadenersatz entgegen. 20 000 Euro. Und das sei noch ein Freundschaftspreis; ob ich wisse, wie viel Ärger er jetzt wegen diesem Scheißlecithin habe.

»Nein«, sagte ich und setzte an, ihm zu erklären, dass er hier zwei Wörter völlig falsch koppelte, da das eine mit dem anderen nur insofern zu tun habe, dass es lindern sollte.

Doch an Linderung war hier nicht zu denken; letztlich musste die Sache von Juristen geklärt werden. Das war ein herber Rückschlag für mich, nicht nur wegen der Verzögerung und weil ich nun wieder ohne »Verpackung« dastand, sondern auch durch das

Missgeschick. Ich wollte Gutes tun, und nun war das Lecithin noch immer nicht im Darm, sondern weiterhin im Magen, wenn auch einer Maschine, hängen geblieben.

Kein Hexenwerk

Ein Freund, Professor aus Heidelberg, und seine Mitarbeiterin empfahlen mir eine Firma, die mit solchen Herstellungsverfahren vertraut war. Tatsächlich hatte ich zwei Monate später ein taugliches Granulat in der Hand, und ein Mitarbeiter der Firma erklärte mir, dass die Herstellung zwar kein Hexenwerk gewesen sei, doch einige technische Tricks beinhalte. Das Wort Hexenwerk ging mir noch eine Weile durch den Kopf. Ich hatte es lange nicht mehr gehört, und nein, mit großen dampfenden Kesseln, in denen ältere Frauen mit rudergroßen Kochlöffeln rühren, hatte das alles nicht zu tun.

Um herauszufinden, ob ein Mittel wirkt, braucht man zwei Gruppen von Patienten. Eine bekommt das Mittel, eine andere glaubt das nur und erhält stattdessen ein Scheinmedikament, Placebo genannt. Es ist immer wieder erstaunlich, welche Erfolge wir mit Placebos erreichen. Das zeigt eindrucksvoll, welch großen Einfluss die Psyche auf unsere Gesundheit hat. Letztlich geht es ja auch darum, die Selbstheilungskräfte anzukurbeln. Ein Patient mutmaßt, ein Medikament bekommen zu haben – und schon geht es ihm besser, obwohl er nur ein Zuckerle erhalten hat, das lediglich genauso aussah wie das Präparat und genauso schmeckte. Mein Team und ich, wir wussten auch nicht, welcher Patient welches Mittel erhielt, Lecithin oder Placebo. Das nennt man doppelte Verblindung. Diese Verblindung erfolgt durch den Hersteller der Studienmedikation. Nur ein neutraler Beobachter darf nach Abschluss der Studie den Code brechen.

Bevor man eine Studie startet, muss man sehr viel Papierkram erledigen, zu dem auch die Bewilligung der Studie durch die Ethikkommission zählt. Und eine Studie ist sehr teuer. Glücklicherweise unterstützte uns die gemeinnützige Dietmar Hopp Stiftung. Endlich hatten wir von allen Seiten grünes Licht. Ich begann meine Untersuchungen mit Colitis-ulcerosa-Patienten, die unter einer konventionellen Standardtherapie noch eine aktive Erkrankung hatten. Somit konnten wir sehen, ob durch Lecithin im Vergleich zum Placebo eine Besserung erwirkt werden kann.

Während die erste Studie lief, fühlte ich mich wie bei der ersten Schwangerschaft meiner Frau … ein werdender Vater mit vielen Fragen: Was wird es, ist es gesund? Ein Wechselbad der Gefühle zwischen Hoffen und Bangen, großer Freude, aber auch Verantwortung. Denn das alles war ja kein Spiel: Die Patienten, die an der Studie teilnahmen, setzten große Hoffnung in das Lecithin, also in mich, denn für sie war ich der Schlüssel zum Lecithin, der Schlüssel zur Heilung. »Für uns«, sagte ich zu meinen Mitarbeitern, »dürfen die Teilnehmer an der Studie keine Versuchskaninchen sein oder Objekte. Bitte behandeln Sie jeden respektvoll und wertschätzend, und legen Sie ihm nichts in den Mund, sondern protokollieren Sie alle Aussagen objektiv und gewissenhaft.«

Meine Familie hatte großes Verständnis für die besonderen Umstände in der Zeit der Studie. Auch in der Klinik bekam ich viel Unterstützung, es gab allerdings auch Skeptiker und Kollegen, die meinen Ansatz verspotteten – sogar in meiner eigenen Abteilung. Das tat manchmal weh, schlimmer aber war die zeitweise Unsicherheit, die es mit sich brachte. Immer wieder und wieder ging ich in solchen Momenten meine Theorie durch.

Manche Polemik konnte ich auch nicht verstehen, denn waren wir nicht alle miteinander angetreten, um unseren Patienten zu helfen? Eine Uniklinik ist nicht bloß ein Forscher-Pool, sondern auch ein Haifischbecken. Aber die Zähne werden nicht offen gezeigt, sondern hinterrücks, »Stich«wort indirekte Kommunikation.

Freispruch!

Erste Ergebnisse waren vielversprechend ... doch es dauerte und dauerte, und es gab auch manchen Rückschlag, denn nicht bei allen Patienten wirkte das Lecithin so wie erhofft. Trotzdem: Als wir unsere erste Studie beendeten, konnten wir feiern. Es war uns gelungen, den Mangel im Schleim von Colitis-Patienten mittels Gabe von Darmlecithin auszugleichen. Dies führte bei fast allen auch zu einer Besserung der Krankheitsaktivität. Über 50 Prozent der mit Lecithin behandelten Patienten kamen in eine Remission, das heißt, sie gesundeten über einen Behandlungszeitraum von zwölf Wochen. Sie hatten keine Durchfälle und auch kein Blut im Stuhl. Bei der Coloskopie konnte ein deutlicher Rückgang der entzündlichen Veränderungen in der Schleimhaut festgestellt werden. Diese Ergebnisse waren wichtig für die Fachwelt, und sie stimmten mich natürlich sehr froh. Doch wenn Patienten im Gespräch von der Verbesserung ihrer Lebensqualität dank Darmlecithin berichteten, war ich nicht nur froh, sondern glücklich. Eine Mitarbeiterin legte einen neuen Ordner mit Dankesschreiben der Patienten an.

»Ich habe das erste Mal ein Rendezvous gehabt, ohne zur Toilette zu müssen.« – »Ich habe wieder Lebensmut.« – »Danke für die letzten wunderbaren Monate. Ich bin leistungsfähig, so als wäre ich gar nicht chronisch krank. Zusammen mit meinem Mann und meinen inzwischen erwachsenen Kindern habe ich sogar Radtouren gemacht und bin lange gewandert. Endlich konnte ich mal Schritt halten mit den anderen!« – »Ich hätte es nicht für möglich gehalten, dass ich ohne Cortison leben kann!« – »Das erste Mal seit vielen Jahren habe ich wieder Hoffnung, dass ich vielleicht doch eines Tages richtig gesund sein kann.« – »In der Firma kann ich mich viel besser konzentrieren, ich bin insgesamt viel leistungsfähiger geworden, vielleicht auch, weil die ständige Angst weg ist. Ich bekomme immer mehr Vertrauen zu meinem Körper.« »Mit großer Erleichterung stelle ich fest, dass ich unter Einnahme von dem

Lecithin einen zunehmend normalen Stuhlgang bekomme.« – »Ich vertrage sogar Speisen, die ich zuvor meiden musste, wie Sauerkraut oder Hülsenfrüchte.« – »Gestern ist ein Wunder geschehen: Ich war nur dreimal am Tag auf der Toilette!«
Manche Patienten senden mir heute noch jedes Jahr zu Weihnachten eine Grußkarte, andere schreiben lange Briefe. Das motivierte uns natürlich – wie auch der Zulauf bei den Informationsveranstaltungen für Patienten. Wir hatten immer ein volles Haus.

In einer zweiten Studie konnten wir nachweisen, dass es ungefähr fünf Wochen dauert, bis die Therapie anschlägt, und dass dazu die Einnahme von ein bis drei Gramm reines PC nötig ist. Warum dauert es so lange? Die unter Entzündungsfeuer stehende Schleimhaut benötigt diese Zeit, um abzuheilen und einen funktionstüchtigen Schleim bereitzustellen. Es ist kein Strohfeuer, das abbrennt, sondern ein langer Heilungsprozess, der eine Erkrankung solide zurückbilden möchte.

In einer dritten Studie konnten wir nachweisen, dass das nebenwirkungsreiche Cortison durch die Gabe von Darmlecithin ersetzt werden kann. Tatsächlich konnten 80 Prozent der mit Lecithin behandelten Patienten ohne Cortison auskommen. Die Aufrechterhaltung der erzielten Remission konnte in einer Beobachtungsstudie unter Lecithin auch deutlich länger erhalten werden mit einem Drittel gesunder Patienten nach 26 Monaten Behandlung. In der Placebo-Gruppe waren es gerade einmal 10 Prozent. Trotzdem wird es auch unter Lecithin Rückschläge geben, da man nur ein Loch stopft bei einer angeborenen Störung, die wir nicht heilen können. Deshalb lernen wir, bescheiden zu werden. Für den Patienten ist Besserung schon Erfolg, wenn Heilung nicht möglich ist. Allein wenn die Schübe seltener und kürzer sind, sind sie schon sehr froh.

Das waren alles große Erfolge – doch sie hatten in einem kleinen Rahmen stattgefunden. Da unsere finanziellen Mittel leider sehr beschränkt waren, mussten wir uns zur Demonstration der Wirkungsstärke damit zufriedengeben. Wenn man die drei ersten Studien zusammenfasst, hatten wir Ergebnisse von 160 Patienten.

Als Nächstes mussten wir eine Studie an mehreren Behandlungszentren initiieren. Aber da ist man schnell mit zehn Millionen und mehr Euro dabei, und so viel Geld findet sich nicht in der Portokasse einer Uniklinik. Wir brauchten eine finanzstarke Pharmafirma, die in unsere Idee investierte. Das bedeutete »Klinken putzen«. Ich weiß gar nicht mehr, wie viele Firmen ich damals besucht habe. In der Rückschau sehe ich mich oft in stylischen Büros sitzen und erklären und auf Diagramme weisen. Schnell lernte ich die Spielregeln, zu denen auch der Austausch einer Geheimhaltungserklärung gehört, und dass alles ewig dauerte. Das belastete mich oft, denn ich wollte doch so schnell wie möglich so vielen Menschen wie möglich helfen. Traurigerweise erhielt ich eine Absage nach der anderen. Die Gewinnspanne erschien den Konzernen zu gering. »Die Idee an sich ist grandios. Ihre Studien überzeugen uns auch. Doch das, was für uns hinten rauskommt, ist zu wenig.« Diesen Spruch habe ich mir gemerkt. Ja, für sie kam zu wenig raus, um denen, bei denen zu viel rauskam, zu helfen.

Diese Zeit war sehr anstrengend für mich, und nach Jahresfrist hatte ich noch immer keinen Partner für das Darmlecithin gefunden. Ich fragte mich, ob ich das Projekt aufgeben sollte. Doch dann bekam ich wieder ein besonders nettes Schreiben von einem Patienten, der sich bedankte und froh war, an unseren Studien teilgenommen zu haben, und das motivierte mich dann doch, weiterzumachen. Auch manche meiner Patienten wurden aktiv und »drangsalierten« ihre Stammapotheke so lange, bis sie dort Darmlecithin bekamen. Es verkaufte sich so gut, dass aus dem Gefallen schnell ein gutes Geschäft für die Apotheken wurde. Auf den Etiketten las ich dann »Nach Professor Stremmel« oder »Nach den Heidelberger Studien«. Das war für mich wie ein Stich ins Herz, denn ich wusste, was hier auf dem Spiel stand: Wenn diese Präparate nicht den erforderlichen Qualitätsstandards entsprachen, die ich gern selbst überprüft hätte, war meine Glaubwürdigkeit gefährdet.

»Du musst dich dagegen wehren«, meinte ein Kollege in der Klinik.

Aber das alles kostete Zeit ... die ich lieber meinen Patienten widmete.

Am Pranger

Plötzlich wendete sich das Blatt. Eine große, in Europa ansässige Pharmafirma zeigte Interesse. Das Lecithin sollte als Medikament auf den Markt gebracht werden. Dann lohnt sich die Mühe, und die Gewinnspanne, auf die das Unternehmen abzielte, wäre dann genügend hoch. Dazu müsste die Reinsubstanz, also das PC, verwendet werden. Hatte ich eine Chance, dagegen anzuargumentieren? Natürlich nicht, wenn ich diesen starken Partner nicht verlieren wollte. So stimmte ich einem Lecithin zu, das – anders als in meinen Studien mit 30 Prozent – zu 100 Prozent mit PC angereichert und magensaftresistent verpackt war. Dass diese Entscheidung möglicherweise falsch war, zeigte sich erst nach und nach. Erstens hatte dieses Lecithin andere physikalische Eigenschaften. Zweitens wurde es nicht erst im Dickdarm freigesetzt, sondern war nur magensaftresistent. Somit war es für die Verdauungsenzyme der Bauchspeicheldrüse prinzipiell eher zugänglich. Drittens wurde es in Verbindung mit Mesalazin gegeben, einem antientzündlichen Medikament für den Darm. Das war prinzipiell gut gedacht. Allerdings ähnelt Mesalazin einer Seife, die mit dem Fett PC einen Schaum bildet. Wie Schaum in der Badewanne schwimmt es obenauf und taucht nicht gut in das Badewasser ein.

Um es kurz zu machen: Die Studien des Pharmaunternehmens mit seinem veränderten Lecithin zeigten nicht die hohe Wirksamkeit meiner Studien an der Uniklinik. Woran lag es? Alle drei genannten Faktoren zusammen oder nur einer können schuld daran sein, dass das Lecithin in dieser Kombination nicht mehr so wirksam ist. Doch den genauen Grund wollte das Pharmaunternehmen nun nicht mehr herausfinden. Die Studie wurde abgebrochen, und ich verlor jede Hoffnung, mein Ziel doch noch zu erreichen. Zudem war meine Reputation deutlich angeschlagen. Wer hatte schon die Geduld, sich einzulesen, dass diese Studie unter anderen Voraussetzungen gestartet war als die ersten drei? Möglicherweise dachten die Leute, dass ich alles konstruiert hätte. Wissenschaftsbetrug! Konnte es dunkler werden? Ich war am Boden zerstört und ging auch hart mit mir selbst ins Gericht. Musste ich der Wahrheit ins Auge sehen, dass ich mir den Erfolg des Lecithins mehr gewünscht hatte, als dass ich ihn beweisen konnte? Hatte ich mich getäuscht? Aber das stimmte ja nicht, wenn ich an die beeindruckenden Verbesserungen bei meinen Patienten dachte. Auf den Kongressen schaute man mich nun schräg von der Seite an. Manchmal wurde es still, wenn ich zu einer Gruppe von Kollegen trat. Es war furchtbar.

Ich brauchte eine Weile, um diese Entwicklung zu verdauen.

Warum machten die Pharmafirmen nicht weiter? Sie waren anfänglich doch so sehr von dem Konzept begeistert. Aber es ist wie überall: Es geht ums Geld. Zulassungsstudien für ein Medikament kosten viele Millionen Euro, und die Gefahr ist nicht von der Hand zu weisen, dass bei einem solchen natürlichen Produkt der zu erwartende Gewinn gering und das Risiko, dass andere es kopieren, hoch sind. Gut ist, dass Medikamente meist verschreibungspflichtig sind, was den Ärzten entgegenkommt. Sie sind auch erstattungsfähig, werden also von den Krankenkassen bezahlt. Allerdings sind sie nicht für alle Patienten verfügbar, insbesondere, wenn diese an Erkrankungen leiden, für die keine Zulassung zur Behandlung mit diesem Medikament vorliegt.

Fazit war, dass Lecithin ein entscheidendes Kriterium als Medikament gegen Colitis ulcerosa nicht erfüllt hatte: den Nachweis der Wirksamkeit in einer multizentrischen Studie, was bedeutet, dass diese nach denselben Kriterien in vielen Zentren durchgeführte

Studie insgesamt erfolgreich ist. Aus Kostengründen gab es keinen zweiten Versuch, in dem die vorher beschriebenen Störfaktoren vermieden werden konnten.

Was blieb und was wir wussten, war die Tatsache, dass Lecithin ein wichtiger Bestandteil des Darmschleims ist. Der natürliche Zweck dieses Darmlecithins ist die Stärkung der Darmbarriere. Diese schützt vor Eindringlingen. Lecithin ist Inhaltsstoff vieler Lebensmittel und einige, insbesondere gehärtete Lecithinformen, werden auch bis in den Darm transportiert. Allerdings sind deren Konzentrationen dort sehr gering. Trotz der anfänglichen Enttäuschung gab ich mir einen Ruck und sagte zu mir: Aufgeben gilt nicht! Lass dich nicht unterkriegen! Nach erneuter Prüfung aller Ergebnisse beschloss ich, alleine weiterzumachen. Ganz einfach, weil die Daten solide waren und das Konzept bestach. Viele Menschen könnten davon profitieren, und genau um sie geht es mir. Ich habe so viele Leidensgeschichten gehört, ich will diese Menschen nicht im Stich lassen, wenn ich doch eine Idee habe, wie sie ihre Lebensqualität verbessern können. Die Medizingeschichte kennt genug Beispiele, in denen es sehr lange dauerte, bis sich etwas durchsetzte, und dann hieß es: Hätten wir das früher gewusst! Wie viel Leid hätten wir ersparen können! Oft hat man etwas gewusst, doch es müssen eben viele wissen, bis es alle erreicht. Was das Darmlecithin betrifft, gibt es im Moment einen Silberstreif am Horizont!

IN DER SPRECHSTUNDE

Normalerweise wird die Sprechstunde in einer Arztpraxis abgehalten. Doch im Grunde genommen kann sie überall »passieren«. Ich lerne einen Menschen kennen, er findet heraus, dass ich Arzt bin, und hat dann mal eine Frage: »Ist es eigentlich normal, dass …«

Wenn es das nicht ist, schicke ich ihn zu einem Kollegen oder zu den offiziellen Sprechzeiten in meine eigene Praxis.

»Aha, und was macht ein Gastroenterologe?«

»Magen-Darm.«

»Und da rauchen Sie?«

»Das mache ich ja eher mit der Lunge«, schmunzele ich, wenngleich beim Rauchen natürlich der ganze Körper beteiligt ist. Aber hin und wieder brauche ich ein bisschen frische Luft. Dann gehe ich in den sogenannten Raucherklub am Ärztehaus. Der Klub ist natürlich nicht drinnen, sondern draußen, und es treffen sich dort die üblichen Verdächtigen.

Morbus Crohn
Claudia gehörte auch zum Klub. Sie war oft dort, eigentlich traf ich sie immer. Von ihrem Arbeitsplatz, einem Café schräg gegenüber, hatte sie freie Sicht auf den Klub und brachte mir manchmal sogar eine Tasse Kaffee. Ich hatte einmal gesagt, dass der besser schmecke als der aus der Maschine in meiner Praxis. Wir machten immer ein bisschen Small Talk, und dann kehrten wir zurück zu unserem Dienst am Menschen in Sachen Verdauung. Eines Tages fiel mir auf, dass Claudia sehr blass war. Dann sah ich auch, wie dünn sie war. Ich kramte das wenige, was ich über sie wusste, zusammen. Sie fuhr täglich 40 Minuten mit dem Bus zur Arbeit, liebte es zu puzzeln, weil es sie beruhigte und sie ein stressiges Leben hatte als alleinerziehende Mutter. Da konnte man schon mal blass werden – doch Claudia blieb blass und wirkte auch bedrückt. So kannte ich sie nicht. Normalerweise war sie gut gelaunt, offen, gesprächig. Jetzt zog sie schweigsam an ihrer Zigarette, als wäre das

die einzige Möglichkeit, an Sauerstoff zu gelangen, schaute ins Nichts und war schnell wieder weg. Mir fiel auf, dass sie noch dünner geworden war.

Eigentlich ist es nicht meine Art, Fremde auf ihr Privatleben anzusprechen, doch schließlich fragte ich sie: »Sie wirken ganz anders als früher. Geht es Ihnen nicht gut?«

Erschrocken schaute sie mich an. Ich wollte meine Frage gerade relativieren, da sagte sie: »Das ist ja nett, dass Sie sich nach mir erkundigen.«

»Ja, wir Raucher«, scherzte ich, »wir müssen zusammenhalten.«

Jetzt hätten wir ganz elegant die Kurve zu einem Allgemeinplatz nehmen können. Doch Claudia atmete einmal tief durch, und dann erfuhr ich, dass sie starke Bauchschmerzen hatte.

»Waren Sie schon beim Arzt?«, fragte ich sie.

»Ich weiß ja, was ich habe«, sagte sie. »Sie sind doch auch Arzt?«

Ich nickte.

»Dann ist Ihnen Morbus Crohn bekannt?«

Claudia wusste nicht, dass ich Gastroenterologe bin. Im Ärztehaus gehen viele Mediziner unterschiedlicher Fachrichtungen ein und aus. Nachdem ich mich ihr als Facharzt vorgestellt hatte, bot ich ihr an, in meine Sprechstunde zu kommen.

»Danke, das ist wirklich sehr nett«, sagte sie, drückte ihre Zigarette aus und verabschiedete sich.

Ich war gespannt, ob sie mein Angebot nutzten würde. Manche Patienten schätzen es sehr, wenn sie den Menschen kennen, der im weißen Kittel steckt, andere haben es lieber anonym.

Einige Tage danach traf ich Claudia wieder, und sie bat mich um einen Termin. Ich gab ihr einen am nächsten Morgen, vor Beginn meiner offiziellen Sprechstunde. Dort erfuhr ich, dass sie seit zwölf Jahren Morbus Crohn mit guten und schlechten Phasen hatte.

»Wenn es mir schlecht geht, habe ich schlimme Bauchschmerzen. Da ist eine Enge zwischen Dünn- und Dickdarm. Ich habe wahrscheinlich schon die ganze Palette der Therapiemöglichkeiten durch. Auch die Biologicals haben bei mir nichts bewirkt. Im Notfall nehme ich Cortison.«

Ich nickte, während ich überlegte, ob ich das Rauchen ansprechen sollte. Bei Morbus Crohn ist Rauchen ein Risikofaktor. Man sagt, dass der Verzicht auf das Rauchen genauso viel bewirkt wie eine medikamentöse Therapie. Das wusste Claudia. Dennoch konnte sie auf ihr einziges Laster nicht verzichten. Ich versuchte gar nicht erst, es ihr auszureden. Wir Ärzte neigen dazu, den Finger zu heben, zu moralisieren. Meine Meinung ist, dass Patienten nach Aufklärung selbst entscheiden sollen, was sie tun. Unsere Gesellschaft ist oft sehr hart: Zuerst wird alles toleriert, aber wehe, einer wird krank. Dann ist Schluss mit lustig, dann ist er selber schuld.

Von einem bestimmen Cortison hatte Claudia noch nichts gehört. So schlug ich ihr vor, es einmal damit zu versuchen. Danach sah ich sie länger nicht und machte mir ein wenig Sorgen. Als sie erneut auftauchte, sah sie nicht gut aus. »Ich hab noch mal drei Kilo abgenommen«, erzählte sie mir.

»Halten Sie eigentlich eine Diät ein?«

»Ich esse so wenig, da ist es egal.«

Da war ich anderer Meinung, denn auch mit wenig konnte Claudia sich in Todesgefahr bringen, wie ich es selbst einmal eindrucksvoll miterlebt hatte. Ein Freund meines Schwiegervaters hatte einen Morbus Crohn mit einer Enge an derselben Stelle wie Claudia. Während wir zu Weihnachten in Gans und Knödeln schwelgten, hatte er sich an Rohkost gehalten, vor allem geriebene Möhren. Circa acht Stunden später bekam er von jetzt auf gleich starke Krämpfe an seiner Engstelle. Ich war seinerzeit bereits als Assistenzarzt tätig und wurde zu ihm gerufen. Mit meinem Stethoskop hörte ich im rechten Unterbauch klingende Geräusche, die über Minuten immer stärker wurden, sodass man sie auch ohne das Hörrohr wahrnehmen konnte. Der Bauch war bretthart, ein Zeichen, dass eine Entzündung vorliegt, die auf das Bauchfell überspringt und eine Abwehrspannung der Muskulatur auslöst.

Die Schmerzen wurden immer schlimmer, dann ließen sie wie von Geisterhand nach, um nach einigen Minuten wieder zu beginnen. Jetzt kam es auf jede Minute an: Der Patient hatte einen mechanischen Darmverschluss, der sofort operiert werden musste. Der Zeitpunkt war allerdings denkbar ungünstig, am ersten Weihnachtsfeiertag um 21 Uhr.

Ein Darmverschluss bedeutet, das offene und dehnbare Darmrohr wird durch Narben und/oder entzündliche Schwellung der Schleimhaut so eng, dass nichts mehr durchpasst. Bei Morbus Crohn sehen wir Engstellen sehr oft. Meist sind sie entzündlich bedingt. Ein Verschluss kommt in circa 5 Prozent der Fälle vor. Auch bei Tumoren können Darmverschlüsse auftreten, wenn sie nach innen wachsen und den Darm einengen. Oder wie in diesem Fall, dass nicht verdaute Fasern die Restöffnung verstopfen und die Passage behindert wird. Der Darminhalt will aber trotzdem durch, er muss ja. Er stemmt sich gegen den Widerstand, und das verursacht extrem schmerzhafte Krämpfe, man spricht auch von Darmkoliken. Typisch ist ein Gegenarbeiten der Darmmotorik gegen die Enge. Wenn der Darm keine Kraft mehr hat, macht er Pause, um sich zu erholen. Da der Weg nach unten verlegt ist, könnte sich die Entleerung eigentlich nur nach oben richten. Aber das scheint unrealistisch zu sein, weil der Weg sehr weit ist. Tatsächlich kommt es aber in seltenen Fällen vor: Koterbrechen! Alternativ gibt der Darm ganz auf, und es wird totenstill. Ein absoluter medizinischer Notfall.

Weihnachten ist ein Familienfest, und meinen älteren Bruder hatte ich noch nicht gesehen. Er war Chirurg und Chefarzt in einer rund 50 Kilometer entfernten Klinik. Nach einem kurzen Anruf bei ihm zu Hause packten wir den vor Schmerz stöhnenden Patienten ins Auto und rasten in die Klinik. Mein Bruder operierte ihn sofort. Er berichtete mir danach, dass der Darm an dieser Stelle nur noch bleistiftdünn war und sich im Inneren Möhrenfasern festgesetzt hatten, die den Verschluss komplett gemacht hätten.

Ohne Operation wäre der Patient unter grauenvollen Schmerzen verstorben.

Claudia hielt, wie sie mir erzählt hatte, keine Diät. Ich empfahl ihr dringend, faserreiche Lebensmittel wie Obst, Gemüse und Salat strikt zu meiden. Und ich riet ihr zu Darmlecithin.
»Solange Sie mir das Rauchen nicht verbieten«, grinste sie.

Füttern statt töten

Ob Lecithin bei Morbus Crohn genauso gut hilft wie bei Colitis ulcerosa, dazu gibt es bisher keine Untersuchungen, leider. Doch ich habe sehr gute Erfolge damit erzielt. Die Bakterien, die süchtig nach dem im Schleim vorhandenen Lecithin sind, könnten für die Entstehung der Entzündung verantwortlich sein. Die Schleimhaut ist von vornherein geschädigt, wahrscheinlich durch ein überaktives Immunsystem. Wenn die nach Lecithin süchtigen Bakterien bei Morbus-Crohn-Patienten nun auch noch den Schleim auffressen, öffnen sie das Tor für die anderen aggressiven Bakterien im Stuhl. Zumal sich die Bakterien vor Engstellen im Darm ansammeln, denn diese sind schwerer passierbar. Um Bakterien zu töten, gibt man Antibiotika. Manche von ihnen wirken im Darm, und tatsächlich haben sie bei Morbus Crohn Erleichterung gebracht. Verordnet man hingegen Darmlecithin, ist dies für die Bakterien leichte Beute. Es ist viel besser zugänglich als das Schleimlecithin, das sie erst von den Schleimproteinen abknabbern müssen. Durch das angebotene Lecithin im Darminnern sind sie schon gesättigt und lassen vom Schleimlecithin ab. Das Prinzip heißt: füttern statt töten.

Ich habe einen Bekannten, der Jäger ist. In seinem Revier füttert er die Rehe im Winter, damit sie, so sagt er, den Wald nicht schädigen, die jungen Triebe nicht anknabbern. Der Jäger im benachbarten Revier hält das für Blödsinn. Er steht auf dem Standpunkt: je mehr Futter, desto mehr Rehe, desto mehr Schaden durch Verbiss.

Wie so oft stehen sich zwei Meinungen gegenüber. Bei Jägern kann das ziemlich gefährlich werden. Bei Morbus Crohn aber auch.

Ich gehöre zu denjenigen, die füttern. Anstatt die nach Lecithin süchtigen Bakterien zu zerstören, füttere ich sie mit Lecithin, damit sie von dem Lecithin im Darmschleim ablassen. Dieses Prinzip gilt für beide chronischen Darmentzündungen: die Colitis ulcerosa – bei der ich zusätzlich den Lecithinmangel im Schleim ausgleiche – wie auch für den Morbus Crohn.

Claudia sprach von einem »Wunder«, als ihre Schmerzen nach Einnahme des Darmlecithins verschwanden. Sie konnte sogar das Cortison absetzen. War das ein Placeboeffekt oder spontane Besserung oder eine reelle Wirkung des Lecithins? Ich weiß es nicht. Sicher ist, dass der Rotwein, den ihr Vater ihr für mich empfohlen hatte, sehr gut mundete. In Gedanken hob ich das Glas auf sie und wünschte mir, dass sie weiterhin beschwerdefrei bleiben möge.

LIEBE GEHT DURCH DEN MAGEN – UND LEID AUCH

Wenn alles so ist, wie es sein soll, im Körper und auch außen rum, dann ist Essen die reine Freude, ein großer Genuss. Wie groß dieser Genuss ist, das hängt nicht nur von den Speisen ab, sondern auch von der Art und Weise des Verzehrs. Erstens essen viele Menschen, ohne zu merken, dass sie essen, geschweige denn, wie das, was sie zu sich nehmen, schmeckt. Da wird nebenbei gelesen, geredet, gescrollt. Zudem schmecken viele Menschen gar nicht, was genau sie essen, weil sie die Nahrung wie Kaminholz lediglich in grobe Stücke hacken. Der Rest wird dann erledigt im ... Ofen, im Magen. Schön, wenn das klappt, es klappt auch meistens eine Weile. Doch mit dem Alter wird mancher Magen ungeduldig, unleidig. Es reicht ihm. Wie lange soll er noch warten, bis der da oben endlich Manieren zeigt und ihn so behandelt, wie er es verdient? Schließlich knetet und walkt und dient er tagein, tagaus. Doch statt dass der Chef sich mal anerkennend äußert, ein Lob ausspricht oder gar einen wenn auch Kurzurlaub in Aussicht stellt – nichts. Kontakt wird nur aufgenommen, wenn der Magen mal ein bisschen streikt. Dann hört er, wie der da oben anderen erzählt: Mein Magen spinnt zurzeit.

Nein, will er sagen, ich spinne nicht. Ich bin im Vollbesitz meiner geistigen Kräfte! Und das ist kein Witz: Im Bauch ist das sogenannte zweite Gehirn beherbergt. Wenn hier einer spinnt, dann du! Um 22 Uhr eine fette Currywurst mit Pommes, das bedeutet eine Nachtschicht für mich! Und morgen früh geht es gleich weiter, wenn du brühheißen Kaffee runterschickst, wie immer mit so viel Zucker, dass wir hier unten echt Probleme kriegen, wie wir den verarbeiten sollen. Das Insulin hat ja bereits wegen der Currywurst und der Fritten bis 5 Uhr arbeiten müssen, um den Zucker in die Zellen zu schaufeln, und jetzt schon wieder Zucker!

Aber ohne sich zu beklagen, ohne Gewerkschaft und Streik knetet und walkt der Magen, tut weiter seine Pflicht, sagt nie: Das kann ich nicht. Bis er eines Tages wirklich nicht mehr kann. Und dann merken wir ganz schnell, dass das Leben madig wird, wenn der Magen nicht mehr mitspielt. Ohne Magen keine Freude. Magenschmerzen können sich wie ein Schatten auf ein Leben legen. Die Patienten haben Angst, etwas zu essen, weil sie ja wissen, was ihnen dann droht. Wenn sie essen, können sie es nicht genießen, sie horchen in sich hinein: Geht es schon los? Beim Einschlafen fragen sie sich, wie lange sie schlafen dürfen, bevor »er« sich wieder meldet.

Nun, der Magen, meldet sich vielleicht schon seit Jahren. Hin und wieder hat er zaghaft angeklopft. Doch er wurde nicht gehört. Die Genusssucht dominierte die Vernunft. Zu viel, zu fett, zu fastfood. Jetzt ist Schluss mit lustig. Was es genau genommen schon viel früher hätte sein können, denn der Magen produziert Salzsäure. Damit könnte er seinen Besitzer hopsgehen lassen, ihn quasi verdünnisieren, eine beliebte Lösung von Problemen in alten Mafiafilmen.

Der Magen macht einfach nur seinen Job – Säureproduktion zur Vorverdauung von Fisch und Fleisch. Bis vor circa 150 000 Jahren war das auch unbedingt notwendig. Danach entdeckte der Mensch, dass er das Feuer nutzen kann, um Fleisch besser verdaubar zu machen; er musste es nicht mehr roh verzehren. Durch Hitze werden die Fasern des Fleisches gestreckt und sind deshalb für die Verdauungsenzyme leichter zugänglich. Deshalb braucht man zu diesem Zweck heutzutage keine Säureproduktion mehr, und viele Menschen leben ein ganz normales Leben, auch wenn man bei ihnen den Magen ganz oder größtenteils operativ entfernen musste oder wenn sie säureblockierende Medikamente einnehmen. Es sei denn, man würde sich überwiegend von rohem Fleisch ernähren, was aber wohl so gut wie nie vorkommt. Eine kleine Menge von Tatar, rohem Gehackten oder Carpaccio wird gut vertragen, weil sie durch den Fleischwolf so zerkleinert oder in so dünne Scheiben geschnitten wurde, dass sie für die Verdauungsenzyme zugänglich ist. Die Salzsäure dient uns aber weiterhin zur Tötung der aufgenommenen Bakterien, während Pilze in ihr überleben können.

Jetzt fragt man sich natürlich, warum diese starke Salzsäure die Magenwand nicht selbst angreift und zerstört, genauso wie sie ruck, zuck den Braten auflöst, den wir gegessen haben. Da kommt wieder unsere alte Bekannte zum Vorschein, von der zu Beginn dieses Buchs schon die Rede war: Zwischen der Salzsäure und der Schleimhaut liegt die Schleimschicht, die im Magen besonders dick ist. Von unten wird in den Schleim mithilfe von Pumpen Bikarbonat abgegeben. Hierbei handelt es sich um ein Salz, das uns schon einmal bei der Bauchspeicheldrüsen-Sekretion im Kapitel über das biologische Kraftwerk begegnet ist. Es neutralisiert die Salzsäure, indem es mit ihr eine Verbindung eingeht, aus der Wasser und Kohlendioxid hervorgeht. Das Kohlendioxid wird über die Lunge entsorgt. Was für einen großartigen Schutzschild wir da an unserer inneren Haut haben und was für ein Wunderwerk unser Körper ist! Gerade der Magen ist ein Tausendsassa. So wird von seinen säureproduzierenden Zellen zusätzlich ein sogenannter Intrinsic Faktor abgegeben, ein Eiweiß, das die Aufnahme von Vitamin B_{12} im unteren Dünndarm vermittelt. Wenn diese Zellen fehlen, gibt es einen Vitamin-B_{12}-Mangel und keine Säure. Die Verdauung wird beschwerlicher und dauert länger.

Salzsäure benötigen wir auch, um Eisen in den Körper aufzunehmen. Ohne Eisen fühlen wir uns schwach und müde und laufen Gefahr, eine Blutarmut zu erleiden. Sie kann aber auch durch einen Mangel an Vitamin B_{12} entstehen. Dieses Vitamin wird auch Verjüngungsvitamin genannt, da es die Zellerneuerung ermöglicht. Wenn es fehlt, werden unsere Zellen sehr alt und schrumpelig. Die Lebensspanne unserer Zellen ist verschieden lang. Am kürzesten leben die Dünndarmzellen mit nur 1,4 Tagen. Hautzellen leben 19,2 Tage, Harnblasenzellen 65 Tage, Blutzellen werden nach 120 Tagen auf dem Friedhof der Milz beigesetzt. Die Milz ist ein faustgroßes, gut durchblutetes Organ im linken Oberbauch, das durch Entsorgung des Alten und Verbrauchten das Blut- und Immunsystem kontrolliert. Bei der Demontage der roten Blutzellen wird noch Verwertbares, wie zum Beispiel Eisen, aussortiert und recycelt. Dann nimmt die gut vernetzte Milz Kontakt zum Knochenmark auf, das für die Blutbildung verantwortlich ist. Knochenzellen halten 25 bis 30 Jahre, Schweißdrüsenzellen lebenslang, ebenso wie Augenzellen, obwohl diese verschleißen können. Nervenzellen können auch lebenslang halten. Allerdings wachsen sie nach Zerstörung in kleinem Prozentsatz nach. Die Rückenmarkszellen sind gegenüber Vitamin-B_{12}-Mangel übrigens besonders empfindlich. Ob dieses Vitamin hier nur zur Zellerneuerung oder auch zur Funktionserhaltung benötigt wird, muss noch erforscht werden. Bei einem Mangel kann man sich im Raum nicht mehr so gut orientieren und hat häufig auch Probleme beim Treppensteigen, vor allem bei der Einschätzung der Absatzhöhe – Stolpergefahr! Vitamin B_{12} ist in Fisch, Fleisch und Eiern enthalten. Eine Zuführung als Nahrungsergänzungsmittel ist deshalb nur bei veganer Diät zu empfehlen. Bei einer Standardernährung ist die Substitution nicht notwendig, da der Körper sich mithilfe des beschriebenen Magenfaktors holt, was er braucht. Bei starker Überdosierung durch Einnahme von Vitamin-B_{12}-Präparaten wird es ungebremst in den Körper gespült und die Zellteilung beschleunigen. Was im Guten Erneuerung heißt, bedeutet im Schlechten Krebsentstehung: Die Dosis macht das Gift.

Die Magenrasur

Es ist einige Jahre her, da zeigte mir ein Kollege das Röntgenbild eines kuriosen Falls. Ein Mann hatte eine in der Mitte durchgebrochene Rasierklinge verschluckt. Was tun? Herausholen? Immerhin war sie durch die Speiseröhre gerutscht, ohne dass es zu Verletzungen gekommen war. Aber würden wir die Rasierklinge genauso glatt wieder herausbekommen? Und was mich auch interessierte: Wie war sie hineingekommen? Aus Versehen oder mit Absicht? Mein Kollege zuckte mit den Schultern, dann diskutierten wir den Fall eingehend. Er stellte zur Debatte, ob wir abwarten sollten. Er habe gehört, dass die Salzsäure des Magens auch Rasierklingen auflösen könne. Wo er das gehört habe, wollte ich wissen, denn in einem solchen Fall entscheidet die Quelle über die Seriosität. Leider litt er an einer Quellenamnesie, und so standen wir vor einer kniffeligen Entscheidung, wenn man bedenkt, dass der Magen wie bereits beschrieben pflichtbewusst und stundenlang mit vollem Einsatz seinen Inhalt durchknetet – und heute stand Rasierklinge auf der Speisekarte. Welche Schäden waren zu erwarten? Ein Horrorszenario! Wenn der Patient Pech hätte, würde die Rasierklinge als einschneidendes Ereignis in den Dünndarm vordringen. Wir müssten die Rasierklinge oder ihre Reste operativ entfernen. Was also sollten wir tun?

Mittlerweile war mir eingefallen, dass auch ich einmal von dem Phänomen der Auflösung von Rasierklingen gehört hatte, wenngleich es chemisch schwer zu erklären ist. Irgendwann irgendetwas gehört zu haben war keine gute Grundlage, auch wenn wir bei der Recherche Meinungen lasen, die für ein Abwarten plädierten. Wir entschlossen uns dazu, die Rasierklinge herauszuziehen, in der Hoffnung, kein Risiko für den Patienten einzugehen. Auf das Gastroskop, mit dem Magenspiegelungen durchgeführt werden, stülpten wir einen 1,5 Zentimeter dicken Plastikschlauch und gingen damit in den Magen. Die Rasierklinge fingen wir mit einer Greifzange ein, die durch das Gerät vorgeschoben wurde. Dann zogen wir das Metallstück in den aufgestülpten Plastikschlauch und entfernten alles, ohne Schaden anzurichten.

Was passiert, wenn ein Mensch überhaupt keine Salzsäure produziert? Gewiss sollte er den Verzehr von Rasierklingen noch strikter meiden. Es gibt tatsächlich eine Erkrankung, bei welcher der Körper durch ein überaktives Immunsystem diese Säure-produzierenden Zellen, die auch den Vitamin-B_{12}-Bindungsfaktor bilden, abstößt. Obwohl diese Patienten Blutarmut bekommen, können sie überleben. Deshalb stellt sich auch hier die Frage: Brauchen wir wirklich unsere Salzsäure? Zumal zu viel Säure ja häufig ein Problem darstellt und wir die Salzsäure heute mit Medikamenten komplett blockieren können. Meist reicht jedoch eine partielle Unterdrückung der Magensäureproduktion aus, um die Beschwerden zu beheben. Manche Patienten, die an Reflux, Sodbrennen oder säurebedingten Magenproblemen leiden, nehmen jahrelang Säureblocker ein. Als Nebenwirkungen werden vermehrte Infektionsneigung und Osteoporose beschrieben. Im Prinzip sind diese Nebenwirkungen jedoch sehr selten und nicht schwerwiegend. Säureblocker sind ein Segen für die Menschen, die an einer zu hohen Säureproduktion oder an der Refluxkrankheit leiden. Mit diesen Medikamenten kann man sogar Magengeschwüre heilen, denn es gibt eine jahrhundertalte Regel in der Medizin: ohne Säure kein Magengeschwür. Magengeschwüre können aber wiederkehren, wenn man die Wurzel des Übels nicht bekämpft. Unterlässt man es, erwächst ein auszehrendes Geschwürsleiden.

Das zweite Gehirn

Viele Sprichwörter und Redewendungen ranken sich um den Magen, der sich bei manchem Anblick umdreht oder ein flaues Gefühl hat oder alles satthat. Manchmal knurrt er auch oder streikt gar oder ist wie zugeschnürt. Ja, der Magen ist ein Sensibelchen.

Aber woran liegt das? Natürlich an den Nerven. Der Magen ist so etwas wie das zweite »Ich«.

Wenn das Gehirn mithilfe des Willens auf Hungerstillung aus ist und sich dabei des Magen-Darm-Kanals bedient, so kommuniziert es mit dem zweiten Gehirn im Bauch, einem Nervengeflecht aus ungefähr 200 Millionen Nervenzellen, das sich durch den ganzen Bauchraum zieht. Unter seinen Abschnitten ist der Nervenknoten des Sonnengeflechts am bekanntesten. Dieser sogenannte Solarplexus liegt zwischen Brustbein und Nabel in der Tiefe des Oberbauchs und enthält Fasern des vegetativen unbewussten Nervensystems: den »Sympathikus«, der für Stress, Anspannung und Aktivität verantwortlich ist, und den Gegenspieler »Parasympathikus«, das ist der Nervus vagus, der herumstreunende Vagabund unter den Hirnnerven. Der Vagusnerv ist der entspannende, ruhesuchende Partner in diesem Geflecht. Er stimuliert die Darmtätigkeit von der Magenentleerung über den Transport durch Dünn- und Dickdarm bis zur Stuhlentleerung. Was den Darm schneller werden lässt, macht das Herz interessanterweise langsamer. Der Herzchirurg Reinhard Friedl beschreibt das in seinem Buch *Der Takt des Lebens:*

Denn auch das Leben oszilliert und ist keine Gerade von der Wiege bis zur Bahre. Eine besondere Rolle in diesem Tanz spielt ein entspannter Lebenskünstler. Es ist der Nervus Vagus und zehnte Gehirnnerv. Er wird als wichtigster Vertreter der Abteilung für Wellness und Entspannung in unserem Körper angesehen, des parasympathischen Nervensystems. Von den alten Anatomen wurde er als Vagant und Streuner bezeichnet, weil er scheinbar ziellos durch den Körper wandert, hier und dort ein bisschen stehen bleibt und mit den Organen ein Schwätzchen hält. Je mehr der Vagus mit dem Herzen plaudert und je mehr das Herz auf den Vagus hört, umso größer wird die Herzfrequenzvariabilität. Das Herz lässt sich innerhalb einer halben Sekunde zur Entspannung verführen.

So vagabundiert er auch zum Darm. Hier liegt das Glückshormon Serotonin, das durch den Vagus freigesetzt wird. Deshalb ist es nicht verwunderlich, dass im Sonnengeflecht das Gefühl der Gemeinschaft und die Sympathie beheimatet sind. Manche glauben, dass dort die Seele des Menschen wohnt. Jedenfalls gibt es Informations- und Steuerungsimpulse zwischen Hirnstamm und den Bauchorganen.

Normalerweise arbeitet das zweite Gehirn daran, dass unsere Verdauung störungsfrei verläuft, ohne dass wir davon etwas mitbekommen. Ich habe festgestellt, dass ich keinen Appetit und auch kein Bedürfnis zu essen habe, wenn ich in einer psychologisch unangenehmen Situation bin, unter starkem Stress stehe oder sehr traurig bin. Das vegetative Nervensystem spricht da ein Wörtchen mit, also unser Gehirn, das für die Steuerung unserer Körperfunktionen verantwortlich ist. Wenn Gefahr droht – und Stress wird vom Organismus als Gefahr interpretiert –, wird das Signal zur Flucht ausgelöst. Blitzschnell wird das sympathische Nervensystem aktiviert. Es schüttet die Stresshormone Adrenalin und Noradrenalin aus. Diese befähigen uns dazu, schneller zu fliehen, die Muskulatur wird besser durchblutet, wir können also besser rennen, der Herzschlag beschleunigt sich, die Atmung auch: mehr Sauerstoff!

Dagegen muss das parasympathische Nervensystem mit seinem Vagusnerv jetzt ruhen. Die Ausschüttung seines Aktivierungssignals Azetylcholin unterbleibt. Die Verdauung hat auf der Flucht keine Priorität, also wird sie heruntergefahren, denn sie benötigt viel zu viel Energie, die auf der Flucht gebraucht wird. Also verlangsamen sich die Darmbewegungen oder kommen vollständig zum Erliegen.

Manche behaupten, dass sich bei anhaltendem Stress mit der Zeit die Anzahl und Zusammensetzung der Bakterien im Darm verändern. Allerdings ist dies in der Schulmedizin noch umstritten und die Bedeutung unklar.

Da der Sympathikus das Hungergefühl und die Vorwärtsbewegung im Darm bremst, können dauergestresste Menschen ihr Essen nicht gut genießen. Übelkeit und Erbrechen würden als Gegenteil der Vorwärtsbewegung auftreten, wenn sie zum Essen gezwungen würden. Auch das Erbrechen ist vom Sympathikus gesteuert und geht deshalb mit schnellem Herzschlag und erhöhtem Blutdruck einher. Dass die beiden Gehirne Hand in Hand arbeiten, erkennt man auch, wenn man versehentlich Giftstoffe oder verdorbene Speisen zu sich nimmt. Das Gehirn verspürt Übelkeit und will die schädlichen Dinge rückwärts hinaustransportieren, zu Deutsch: erbrechen.

Ein schönes Beispiel der Kommunikation zwischen Gehirn und Bauchgehirn ist der Säugling, der Hunger hat und quengelt. Er ist verstimmt, empört, unleidig, unglücklich und schreit und weint, um zu zeigen, dass er jetzt sofort etwas zu essen braucht. Mutter oder Vater eilt herbei und versorgt ihn. Gierig trinkt das Kleine die Milch. Manchmal gibt es zum Schluss noch ein erleichterndes Bäuerchen ab. Das ist die Luft, die sich beim Schlucken in der oben gelegenen Magenblase angesammelt hat und jetzt über die Speiseröhre und den Mund hinausbefördert wird. Danach ist der Säugling zufrieden, er lächelt und schläft wieder friedlich ein. Und die Großen auch.

Was der Magen mag

»Was wünschst du dir heute zum Essen?«, fragen wir unsere Liebsten. Den Magen fragen wir das nur, wenn er krank ist. Ansonsten nehmen wir wenig Rücksicht auf ihn. Unermüdlich zerkleinert der Magen, was wir zu uns nehmen. Ob heiß, ob kalt, ob grob oder fein. Ja, manchmal mag er sich geradezu misshandelt fühlen. Doch er macht weiter seinen Job, auch wenn er gelegentlich ein wenig grummelt. Hin und wieder stößt ihm aber schon mal was auf. Und das teilt er uns mit. Wir schmeißen eine Tablette ein: Ruhe da unten! Oder nehmen die Tablette schon vor der geplanten Völlerei, damit wir sie vertragen. Wobei sich die Frage stellt, wer ist hier »wir« und wer ist »er« und wo ist das »Ich«? Bin ich mein Magen? Wenn ich Magenschmerzen habe, ganz gewiss, dann bestehe ich nur aus Magen. Aber wieso mute ich ihm so manches zu, wenn er doch ich ist?

Am besten wäre es, wir würden uns bewusst, dass wir in einem Boot sprich Körper sitzen. Dann würden wir unseren Magen wertschätzend behandeln, ihn nicht überfordern und hätten gute Chancen, ohne Magenbeschwerden alt zu werden. Doch so wie manche Menschen im Alter ein wenig eigen werden, neigt auch der Magen dazu. Er zwickt uns mal. Und dann noch mal. Und dann machen wir uns vielleicht ein bisschen Gedanken über ihn, nachdem wir ihn fast ein Leben lang ignoriert haben, also sein Innenleben. Außen rum haben wir uns vielleicht über ihn geärgert. Schwimmreifen. Speckschwarte. So als hätte er uns das angetan. Von innen betrachtet ist der Magen nur eine Aussackung am Anfang des Verdauungstraktes, ein Muskelpaket mit zwei Verschlussmechanismen am Eingang und am Ausgang. Dazwischen wird die Speise durch- und kleingeknetet. Die Schweinshaxe, die Knödel, der Salat, die Suppe, das Bier und der Nachtisch – alles wird komprimiert und am Ende: grauer Speisebrei.

Manche Menschen in Führungspositionen verbringen sehr viel Zeit mit Essen und merken kaum, dass sie essen. Glauben Sie, dass bei einem politischen Bankett viel Muße zum Genießen bleibt? Dasselbe gilt für Geschäftsessen. Arbeit und Essen sollte man trennen. Und man sollte sich zum Essen hinsetzen, nicht to go speisen, nicht schlingen, sondern gründlich kauen. Vor allem: in Ruhe essen! Mit innerer Ruhe! Wenn wir hektisch essen, schlucken wir viel Luft und haben nach dem Essen kein gutes Gefühl im Bauch. Streit beim Essen ist noch schlimmer, gerade so, als hätten wir den Streit mit runtergeschluckt in den Magen, und da tobt er weiter.

Doch Essen kann auch befrieden. Seit jeher haben Menschen Konflikte beim Essen gelöst. Das gemeinsame Mahl kann etwas schaffen, was ein Gespräch allein oft nicht erreichen kann, es ist sozusagen eine Vertrauen bildende Maßnahme, und sie stiftet Frieden. Wer sein Essen mit anderen teilt, zeigt damit auch, dass er keine giftigen Absichten hegt. Zudem verbreitet das gemeinsame Essen eine behagliche Atmosphäre, in der sich auch schwierige Themen leichter verdauen lassen. Das ist zum Teil den Prozessen geschuldet, die durch die Nahrungsaufnahme im Körper ausgelöst werden. Sie wussten es nicht, aber sie ahnten es wohl, die Keltenfürsten, die, wenn auch nicht in den Gourmettempel, so doch zu Gelagen luden, wo sie Fleisch und Wein verteilten, um sich die Untertanen gewogen zu machen. Ein voller Magen ruht auch lieber bequem, als in den Kampf zu ziehen. Doch wehrlos ist der Recke deshalb nicht, denn über dem Magen thront die Nase, und sie nimmt die Friedfertigkeit oder Angriffslust des Gegenübers sehr wohl wahr, wie Professorin Bettina M. Pause in ihrem Buch *Alles Geruchssache* hochinteressant und unterhaltsam schildert.

Unser Geschmackssinn unterscheidet nur fünf Qualitäten: süß, sauer, bitter, salzig und fleischartig. Für die feinen Nuancen beim Essen ist der Geruchssinn verantwortlich, das merken wir auch daran, dass wir nichts schmecken, wenn wir Schnupfen haben. Ein guter Koch sollte nicht nur gut schmecken, sondern vor allem gut riechen können! Die Geruchsnerven sind unmittelbar mit dem Gehirn verbunden. Wenn sie gestört sind wie bei einem Schnupfen, schmeckt alles pappig. Bei an Corona Erkrankten ist dies ein Kardinalsymptom.

Im Alter lässt unsere Riechfähigkeit nach. Ältere Menschen beklagen oft die damit einhergehende Unlust beim Essen. Diese Unlust kann in sehr hohem Alter auch der Grund dafür sein, dass jemand gar nicht mehr essen möchte. Hochbetagte sind häufig sehr dünn – und sagen oft, dass alles gleich schmecke, Essen und Getränke, als hätten sie eine schwere Erkältung. Warum wir den Geschmack – über das Riechen – im Alter verlieren, ist noch nicht abschließend erforscht. Vielleicht liegt es daran, dass Sinneseindrücke viel Aufmerksamkeit benötigen und der Organismus eines alten Menschen seine Energie, die ja geschrumpft ist, eher für den Stoffwechsel und die Zellreparatur benötigt. Geschmacksverlust kann im Alter auch ein Ausdruck von Depression sein. Das gilt im Übrigen auch für die brennende Zunge. Mein Chef gab mir als jungem Arzt damals mit auf den Weg: »Denken Sie bei Zungenbrennen als Erstes an eine Depression.«

Appetitlosigkeit bei jungen Menschen ist ebenfalls ein Alarmsignal. Kranke Menschen haben oft kein Bedürfnis zu essen. Der Organismus benötigt seine ganze Energie zur Gesundung, um beispielsweise Grippeviren zu killen oder eine Entzündung einzudämmen. Bedenkt man, dass rund 30 Prozent der Energie von den Verdauungsorganen verbraucht wird, ist es nur logisch, dass wir den Impuls verspüren, diese Energieverschwendung zu unterlassen. Wir haben keinen Appetit, dem Körper steht die volle Kraft zur Verfügung, den Angreifer zu vertreiben, solange er Reserven hat. Der Magen atmet auf: endlich mal Pause. Vielleicht freuen wir uns, weil wir, kleiner Nebeneffekt des Fastens, ohne Hungern abnehmen.

Appetit ist die Seele, Hunger das Bedürfnis

Wann haben Sie das letzte Mal Hunger gehabt, so richtig Hunger? Wenn er bei mir wirklich schlimm ist, könnte ich alles essen, und sogar Lebensmittel, die sonst nicht auf dem Speisezettel stehen, werden zur Gourmetverkostung. Nicht umsonst heißt es: Hunger ist der beste Koch. Auf der anderen Seite haben Sie vielleicht einmal die Erfahrung gemacht, dass der Hunger nach einer Weile einschläft. Zuerst denkt man, man muss sofort etwas essen, sonst kippt man um, dann vergisst man das Essen und siehe da: Auch Stunden später ist man noch fit und auf den Beinen. Von dieser Gewöhnung profitieren all diejenigen, die hin und wieder fasten.

Denn es ist nicht so, dass man dann tagelang darbt und hungert, nein, das Hungergefühl vergeht nach einer Weile, außerdem gibt es beim Gesundheitsfasten hin und wieder ein klares Süppchen. Dass Appetit vergeht, kennen wir auch, wenn wir spät und eigentlich hungrig nach Hause kommen und beschließen, der Figur zuliebe das Abendessen ausfallen zu lassen. Man schläft ein mit Vorfreude auf das Frühstück und wundert sich, dass der Hunger am nächsten Morgen wie weggeblasen ist. Wenn wir pünktlich nach der Uhr essen, verlernen wir, auf unseren Körper zu hören. Doch jede Kultur hat ihre Essgewohnheiten, und bei uns wird in der Regel dreimal täglich gegessen, wenn auch nicht immer nach dem Sprichwort »Morgens wie ein Kaiser, mittags wie ein König, abends wie ein Bettler«, das manche aus alten Zeiten in einer magereren Version kennen: »Morgens wie ein König, mittags wie ein Bauer, abends wie ein Bettler«.

Ernährung, vor allem wenn es ums Abnehmen geht, ist ein Dauerthema, und immer gibt es neue Ideen, wie man gesund leben und Gewicht verlieren könnte. Zurzeit ist das Intervallfasten sehr angesagt. Geht man in unsere Geschichte zurück, stellt man fest, dass die Menschen früher tatsächlich eher in Intervallen aßen. Durch die Jahrhunderte war es nicht gang und gäbe, dass drei Mahlzeiten aufgetischt wurden; oft waren unsere Vorfahren froh, wenn es eine gab.

Das Frühstück läutet bei den meisten Menschen den Tag ein, doch es gibt auch Menschen, die morgens keinen Bissen runterkriegen. Meist ist das Frühstück eher leicht und reich an Kohlenhydraten zur schnell verfügbaren Energiebereitstellung. Morgens sind sie willkommen, denn alles ist auf Aufbruch programmiert. Außerdem sind sie die Gute-Laune-Boten. Dazu Kaffee als Genussmittel, wach machend und die Verdauung anregend, denn auch die Peristaltik im Dünn-, vor allem aber im Dickdarm wird angekurbelt. Dann kommt die Verdauungsphase mit dreistündigem Aufenthalt im Magen. Der Hunger ist gestillt. Zum Mittagessen gibt es in vielen Familien eine warme Mahlzeit mit Vor- und

Hauptspeise sowie Nachtisch. Traditionell war das die Hauptmahlzeit, und sie enthielt idealerweise alle Nahrungsbestandteile in einer gleichmäßigen Verteilung. Durch die Berufstätigkeit von Frau und Mann hat sich diese Hauptmahlzeit heute vielerorts in den Abend verlagert. Je früher am Abend gegessen wird, desto besser. Optimal ist 18 Uhr, dann hat der Darm bis zum folgenden Morgen Ruhe, um alle Vorgänge zum Abschluss zu bringen. Wenig Kohlenhydrate am Abend sind auch gut, um keine zu hohe Insulinausschüttung zu erzeugen, da Insulin als anaboles Hormon unsere Fettzellen anfüttert.

Wenn man regelmäßig isst, gewöhnt sich der Körper an diesen Rhythmus, und das fördert die Verdauung, der Mensch ist nun mal ein Gewohnheitstier. Wir können allerdings deutlich länger als mit diesen traditionellen Pausen ohne Nahrung auskommen. Sonst würde es uns heute gar nicht mehr geben. Ein Jäger und Sammler aus der Steinzeit, eine Nomadin, eine Familie im Mittelalter ... die schrieben sich keine Einkaufslisten, schunkelten im Ochsenkarren zu Edeka und kauften dann doch wieder mehr ein, als sie wollten, und für die Kinder noch ein paar Süßigkeiten an der Muschelgeld-Kasse. Wünschen konnten die sich zwar viel, doch ob diese Wünsche erfüllt wurden, hing vom Wetter, sprich von der Ernte ab. Und vom Jagderfolg, den Vorräten. Oft waren die Zeiten hart. Oder sehr hart. Ernten fielen aus, Herden ließen auf sich warten, Hungersnöte forderten auch Menschenleben. Sich jeden Tag satt zu essen oder gar zu überessen – wovon? So war es, das war der Normalzustand, gute Zeiten, schlechte Zeiten, ganz schlechte Zeiten – und wenn es mal nichts gab, hockte man deswegen nicht deprimiert auf seinem Fell und starrte ins Feuer, sondern konzentrierte sich auf die nächste Jagd, den neuen Tag, an dem man hoffentlich Nahrung finden würde. Der menschliche Körper ist auf Notzeiten eingestellt und deshalb mit dem heutigen Über- und Dauerangebot von Nahrung überfordert. Der Körper ist es gewohnt, in guten Zeiten mehr zu essen, um Notreserven für Zeiten des Mangels oder des erhöhten Verbrauchs anzulegen. Jede schwangere Frau zeigt uns das. Ihr Appetit steigt, sie legt Reserven an, die sie später auch benötigt. Wenn nun aber nur noch Reserven angelegt werden und die Notzeiten – zum Glück! – ausbleiben ... dann setzt eine Gesellschaft Speck an, und der schlägt sich auch in sogenannten Zivilisationskrankheiten nieder. Viel ist eben nicht automatisch viel gut. Auf das rechte Maß kommt es an, auf den natürlichen Rhythmus – und auf die entspannte Stimmung beim Essen. Sie ist der erste Schritt zu einer gesunden Verdauung und kann bei einem gemeinsamen Kochen bereits eingestimmt werden.

Der Geschmack der Kindheit

Seit einiger Zeit ist es »in«, gemeinsam zu kochen, und immer mehr Menschen achten auf gesunde Ernährung. Das ist eine kluge Entscheidung, denn wenn wir uns mit Nahrung beschäftigen, achten wir auf die Energie, die wir uns zuführen. Die Auswirkungen verschiedener Lebensmittel sind längst erforscht: Manche machen müde und träge, während andere uns mit Schwung und Vitalität versorgen. Das mit der Müdigkeit liegt, wie beschrieben, an dem hohen Energiebedarf der Verdauung, der dazu führt, dass nicht mehr viel anderes gemacht werden kann. Am eindrucksvollsten sehen wir das an Löwen. Wenn die vom Tisch aufstehen, gehen sie nur noch wenige Schritte und fallen in einen ohnmachtsähnlichen Schlaf, oft über 23 Stunden am Tag. Mehr ist jetzt nicht drin, der Körper braucht alle Energie, um zu verdauen. Und so geht es uns auch manchmal nach einem opulenten Mahl. In manchen Firmen sind die Mitarbeiter nach dem Mittagessen in der Kantine im Verdauungskoma. Mit einem klugen Speiseplan kann man das vermeiden, sodass alle gut genährt und beschwingt vom Tisch aufstehen. Und dann ist auch der Magen froh. Er hat zu tun, aber er überarbeitet sich nicht. Wir fühlen uns wohl, wenn wir ihn nicht spüren.

Auch ich habe das Kochen für mich entdeckt, früher hatte ich keine Zeit dazu. Allerdings verbringe ich keine Stunden in der Küche, ich mag die einfache Kost und ... Liebe geht durch den Magen ... verwöhne gern meine Liebste. Gemeinsam zu Abend essen, das ist wie eine Abrundung des Tages, der nun allmählich in den Abend übergeht und sich in der Nacht vollenden wird. Ich koche keine Experimente, sondern was ich gern esse. Spaghetti bolognese, Bratkartoffeln mit Blutwurst und Zwiebeln, Heringe mit Pellkartoffeln. Linsengemüse. Riechen Sie den Braten? Hier duftet die Kindheit. Und wieder geht Liebe durch den Magen. Denn wenn wir etwas essen, was uns einst glücklich gemacht hat, dann macht es immer wieder glücklich. Und wenn es ein Butterbrot mit Zucker drauf ist. Nicht gerade gesund, ich weiß. Macht aber manche Menschen glücklich, und insofern habe ich auch als Arzt nichts dagegen. Würde mich jemand fragen, ob ich mir Grünkohl wünsche oder ein Festmenü, dann würde ich Grünkohl vorziehen, da braucht noch nicht mal Wurst drin zu sein. Ein gutes Essen muss für mich nicht aufwendig sein. Manchmal habe ich den Eindruck, dass viele Leute sich sehr damit stressen, immer neue Speisen zu erfinden. Hauptsache originell, alle Geschmäcker gemischt, sodass man sich mit seiner Kreation vor anderen brüsten kann.

In meiner Kindheit gab es aufwendige Gerichte nur an Feiertagen. So waren sie etwas Besonderes. Heute kann man sich das immer leisten. Es wird normal, und dann schenkt man ihm keine große Beachtung mehr. Doch wenn man einen Blick auf die Welt wirft, ist jede Mahlzeit ein Glück. Viele Menschen bei uns kennen Hunger nur von einer Diät und plagen sich eher mit Völlegefühl. Manche essen, um sich zu trösten, versuchen das emotionale Loch, das sie verspüren, mit Nahrung zu stopfen. Doch den Magen tröstet das nicht, es macht ihn traurig, wenn er voller und voller und voller wird, weil Frauchen oder Herrchen traurig ist. Wer zahlt die Rechnung? Er. Auch wenn sie dann doch weitergereicht wird an den Hausherrn und der feststellt: Das war ganz schön viel Völlerei, diese Rechnung ist hoch, die muss ich bitter büßen, wenn ich sie nun auf Heller und Pfennig mit Magenschmerzen begleiche.

Völlerei

»Ich habe zu viel gegessen«, stöhnen wir manchmal und schieben entschuldigend nach: »Es war einfach zu gut!« Der Magen würde das wohl anders nennen, könnte er sprechen, nämlich Völlerei. Doch es gibt auch Völlegefühl ohne Fülle, nämlich wenn der Platz beengt ist. Patienten nach Magenverkleinerungen kennen das nur zu gut. Sie nehmen eine Puppenstubenportion zu sich und befürchten, gleich platzen zu müssen. Die Enge kann aber auch durch eine Schleimhautschwellung entstehen, oder es liegt eine Störung des Durchknetmotors vor. Der läuft nicht rund, weil das unwillkürliche Nervensystem, das zweite Gehirn, nicht spurt. Dies kann durch Krankheit bedingt sein, zum Beispiel durch Diabetes, oder durch die Seele, weil es einem nicht gut geht. Schließlich stockt der Speisebrei. Und dann wird einem auch noch übel. Am liebsten wäre man den Stein los, der einem im Magen liegt, doch so leicht gibt der Magen ihn nicht her. Was er einmal hat, lässt er nicht los. Das ist seins! Der Magen ist seiner Natur nach nun mal geizig. Außerdem akzeptiert er als Einbahnstraße nur eine Richtung: weiter in den Darm.

Wenn wir etwas »Falsches« gegessen haben, wachen wir nachts irgendwann mit Übelkeit auf. Wir hoffen, wir würden wieder einschlafen. Doch die Übelkeit steigert sich. Also hoffen wir, uns übergeben zu können. Leider ist uns nur weiterhin übel, ohne Erleichterung. Da liegt der Übeltäter unverdaut im Magen. Häufig ist der Auslöser kein schwer verdauliches Gericht, sondern Ärger oder Stress. Sie schlagen uns auf den Magen, denn der Magen ist das Kommunikationsorgan zwischen Außenwelt und Innenleben – Kopf und Seele im Dialog. Der Magen als Moderator antwortet mit einer Funktionsanpassung im guten und im schlechten Sinn. Und er kann ganz schön zwicken und zwacken! Am häufigsten erleben Menschen Übelkeit, wenn sie zu viel Alkohol getrunken haben. Die Menge ist das Problem, dazu kommen die Reizung der Magenschleimhaut und der Schwindel durch die Wirkung des

Alkohols im Gehirn. Schwindel im Allgemeinen führt zur Übelkeit, was wir auch bei der Seekrankheit erleben. Als Schiffsarzt weiß ich, wovon ich spreche, und an Bord habe ich auch zum ersten Mal Menschen gesehen, die tatsächlich grün im Gesicht waren vor Übelkeit. An Land gelten üblicherweise Ekel, gereizte Nerven, schwere Krankheiten, verdorbenes Essen und Medikamente als Auslöser von Übelkeit. Wahrscheinlich kommt es dabei zu einer Schockstarre des Magens – wie auch der Darm mit Stillstand reagiert, wenn er massiv angegriffen wird, beispielsweise bei Bauchfellreizung nach einem Magendurchbruch: Durch die Irritation des Bauchfells wird der Bauch bretthart und schmerzhaft. Er ist paralysiert – Grabesstille. Die Übelkeit ist der kleine Bruder dieses dramatischen, lebensbedrohlichen Krankheitsbildes und viel, viel harmloser. Die gewohnte Muskeltätigkeit pausiert; der Magen steht still, und der Mageninhalt schwappt in seinem schlaffen Sack hin und her. Endlich wird über Reflexe das Brechzentrum im Gehirn informiert, und dann geht es ruck, zuck. Im Nu wird der Vorgang des Erbrechens initiiert. Manchmal kann das erlösende Erbrechen auch dauern, da der Körper dagegen arbeitet. Man kann den Vorgang beschleunigen oder provozieren, indem man »den Finger in der Hals steckt«. Nach dem Erbrechen und wenn die Ursache behoben ist, geht es den Patienten bald besser. Es gibt auch sogenannte Prokinetika, also Medikamente, die den Magen wieder in Schwung, sprich zur Bewegung ermuntern können.

In der Klinik verabreichen wir bei Vergiftungen, die kurze Zeit vorher erfolgt sind, auch warme Kochsalzlösung: ein bis zwei Teelöffel Kochsalz in einem Glas Wasser. Diese Gabe führt nach circa 30 Minuten durch den Wassereinstrom aus dem Gewebe in das Mageninnere und der damit verbundenen Volumenzunahme zum Erbrechen. Dieses Vorgehen ist wegen der verbundenen Kreislaufbelastung allerdings mit Vorsicht zu »genießen«. Schonender, aber dennoch für den Patienten sehr unangenehm, ist die Einführung eines relativ dicken Schlauches mit einer Gabe von einem Liter

Flüssigkeit über einen Trichter und anschließendem Wiederauslaufenlassen durch Senkung der Schlauchöffnung unter die Höhe des Patienten nach dem physikalischen Prinzip der kommunizierenden Röhren. Dieser Vorgang wird mehrfach wiederholt, bis keine Tablettenreste mehr zu sehen sind. An Tabletten haben Sie wahrscheinlich auch gedacht bei diesem Beispiel, ja, dies ist das berühmt-berüchtigte Magenauspumpen. Anschließend wird ein Abführmittel gegeben und oft auch Kohlepulver zur Bindung von giftigen Restpartikeln. Vergiftungen durch Einnahme einer Überdosis von Schlaftabletten, häufig auch in Verbindung mit Alkohol, führen oft zu Übelkeit und unwillkürlichem Erbrechen. Der Magen will weiterleben und kämpft dafür mit seinen Waffen. Gegen die meisten Schlaftabletten gibt es ein Gegenmittel, das bei rechtzeitigem Einsatz den gefürchteten Atemstillstand vermeidet. Deshalb bleibt ein Selbstmordversuch häufig vergeblich; idealerweise finden die Retter die Tablettenschachtel und wissen, welches Präparat geschluckt wurde. Jeder Versuch, sich das Leben zu nehmen, ist gegen die menschliche Natur und ein verzweifelter Versuch, ein unlösbar erscheinendes Problem zu beseitigen. Von vielen Nachbefragungen jener Menschen, die Selbsttötungsversuche überlebt haben – 90 Prozent! –, weiß man, dass sie diesen Schritt im Nachhinein bereuen. Sie sind froh, gerettet worden zu sein. Immerhin sind es in Deutschland durchschnittlich 13,6 Männer und 4,8 Frauen pro 100 000 Menschen, die durch einen Selbstmord sterben. Die Überlebenden, falls sie aktenkundig geworden sind, werden im Nachgang von einem Psychiater beurteilt und eventuell behandelt zur Vorbeugung weiterer Suizidversuche. Und wie die Zahlen zeigen, sind die meisten Patienten nach einem gescheiterten Versuch von der Idee geheilt, ihrem Leben vor der Zeit ein Ende bereiten zu wollen. Manche finden vielleicht erst durch ihre Rettung richtig ins Leben.

AUS DEM ARZTALLTAG

Einigen Menschen graut es nicht vor Erbrechen, sie sehnen es herbei. Da sie so oft erbrechen, ist die Hemmschwelle gering. Manche geübte Bulimikerin, es betrifft mehr Frauen als Männer, braucht sich nur kurz den Finger in den Hals zu stecken, und schon geht es los. Auch magersüchtige Patienten nutzen das Erbrechen, um Kalorien loszuwerden. Essstörungen sind eine ernste psychische Erkrankung, die zum Tode führen kann. Dass sie sich immer weiter ausbreitet, macht Fachleuten Sorge – und ist auf den ersten Blick nur schwer zu verstehen. Warum hungern sich Menschen in der Überflussgesellschaft zu Tode? Die Antwort finden wir in der Seele: Sie haben einen unstillbaren Hunger nach etwas anderem. Meistens fehlt Liebe, natürlich auch die zu sich selbst. Und wir wissen ja, dass in unserer Leistungsgesellschaft häufig eher der Ellbogen ausgefahren als das Herz geöffnet wird. Ich bin kein Psychologe, doch um die Seelen meiner Patienten kümmere ich mich auch, denn in einem gesunden Geist wohnt ein gesunder Körper, und dazu gehört die gesunde Seele.

Dem Schmerz auf der Spur

Der 36-jährige Patient, den ich in der Uniklinik in Düsseldorf als junger Assistenzarzt behandelte, klagte über Übelkeit, Kopfschmerzen, unklare Schweißausbrüche und Ohnmachtsanfälle. Das sind typische Zeichen einer Unterzuckerung durch zu hohe Insulinspiegel, die bei Insulin produzierenden Tumoren vorkommen. Solche Tumore sind schwer zu finden und ebenso schwer zu behandeln. Eine Operation ist die beste Lösung. Bei diesen Patienten wird aus diagnostischen Gründen ein Hungertest durchgeführt. Über einen Zeitraum von 72 Stunden wird keine Nahrung zugeführt, sondern nur ungezuckerter Tee, Mineralwasser oder fettfreie Bouillon. Da bei den Patienten mit diesen Tumoren der Blutzuckerspiegel in lebensbedrohliche Tiefen abfällt, ist engmaschige Kontrolle auf einer Überwachungsstation notwendig. Dazu wird ein venöser Zugang gelegt und spätestens alle sechs Stunden der Blutzucker geprüft und ununterbrochen beobachtet, ob eine Bewusstseinsstörung als Zeichen der Unterzuckerung auftritt. Der Test kann bei hormonell verursachter Unterzuckerung lebensrettend sein. Bei Bedarf wird sofort Traubenzucker infundiert. Auch mein Patient zeigte eine starke Unterzuckerung, aber wir konnten den Tumor nicht finden. Zufällig entdeckte eine Krankenschwester im Nachttisch des Patienten Insulin und Spritzbesteck. Es stellte sich heraus, dass er sich regelmäßig Insulin gespritzt hatte, obwohl er nicht zuckerkrank war. Es ist kurios, aber manche Menschen manipulieren ihren Körper, um eine Krankheit vorzutäuschen. Man nennt das Münchhausen-Syndrom. Wir überwiesen den organisch gesunden Patienten in die Psychiatrie zur Weiterbehandlung.

Manchmal komme ich mir vor wie ein Kriminalist – wenn ich auf der Fährte, ja warum nicht eines Räubers (wer hat mein Wohlbefinden geklaut) oder gar Mörders (wer hat meine Zellen gekillt) bin. Im vorgenannten Fall handelte es sich allerdings »nur« um einen Irrläufer, der sich sozusagen in die falsche Abteilung der Klinik eingeschmuggelt hatte. Normalerweise fügen sich Menschen nicht absichtlich Schmerz zu; Schmerz ist ein Angriff auf die Lebensfreude. Schmerzen werden als stechend, beißend, brennend, oberflächlich, tief, bohrend, periodisch oder permanent beschrieben. Sie bleiben nie stark abgegrenzt im Körper, schwappen auch ins Gemüt über. Schmerzen belasten uns, und wenn sie sehr stark sind, halten sie auch die Seele unbarmherzig im Griff. Man ist meist zu nichts anderem mehr fähig, als Schmerzen zu haben. Sie betreffen den ganzen Körper und häufig auch den Bauch. Doch im Bauchraum helfen die üblichen Schmerzmittel oft nicht, sondern verschlechtern die Situation, da sie am Magen-Darm-Trakt Nebenwirkungen auslösen. Deshalb muss man bei Bauchschmerzen versuchen, die Ursache herauszufinden. Und da unser Bauchgefühl eng mit der Seele verbunden ist, braucht es manchmal geradezu kriminalistische Methoden, die wiederum mein Fachgebiet so spannend machen.

Idealerweise hat ein Patient seine Schmerzattacke nach einiger Zeit vergessen. Ist es nicht kurios und herrlich zugleich, dass wir uns nach der Heilung gar nicht mehr richtig daran erinnern können, was wir erlitten haben? Da haben wir uns womöglich geschworen, wir würden immer glücklich sein, wenn doch nur dieser Schmerz aufhören würde. Dann hört er auf, wir gewöhnen uns daran … und nach einer Weile ärgern wir uns über ein zu hartes Frühstücksei oder Regenspritzer auf der hellen Hose …

Manche Menschen wollen zwar, dass der Schmerz endet, doch sie schämen sich, Details zu berichten, die etwas über die Ursachen verraten könnten. Dann ziehen Patient und Arzt nicht an einem Strang, und das erschwert die Diagnose. Es kann zu einem regelrechten Versteckspiel zwischen Arzt und Patient kommen, wenn der Patient etwas vor dem Doktor verheimlicht und der Arzt einen Verdacht hat, den der Patient sich, vielleicht aus Scham, zu zerstreuen bemüht. *Nein, Herr Doktor, ich habe bestimmt nichts getrunken.* Das sind seltsame, ja geradezu absurde Allianzen, in denen die Patienten die Ärzte eher als Erziehungsberechtigte, als Eltern sehen. Und sie, die Kinder, haben nicht gefolgt. Es kann auch – was ebenso stark kindliches Verhalten ist – vorkommen, dass Patienten ihren Leib dem Arzt überantworten. Sie sind dafür nicht verantwortlich, der Doktor soll sich mal darum kümmern.

Die falsche Fährte
Frau Schlegel war 28 Jahre alt, attraktiv, und ich sah ihr auf den ersten Blick an, dass sie viel Sport trieb. Energisch federnd durchquerte sie mein Arztzimmer, nahm vor dem Schreibtisch Platz, saß aufrecht mit guter Körperspannung. Sie war geschmackvoll gekleidet, wirkte sehr gepflegt, ich nahm einen dezenten Parfümduft wahr. Ihr Anliegen passte nicht zu diesem Auftreten, oder doch? Denn gewiss litt die Immobilienmaklerin sehr unter ihrem

»Problem«, wie sie es nannte. Im Gegensatz zu vielen anderen Patienten, die bei Mundgeruch um den heißen Brei herumreden, kam sie sofort zur Sache.

»Ich habe unangenehmen Mundgeruch und meine Zähne schmerzen, obwohl ich mehrmals täglich die Zähne putze und Mundspülungen vornehme. Wenn ich festes Fleisch kaue, fühlt es sich so an, als wären meine Zähne locker. Mein Zahnarzt und auch sein Kollege, den ich für eine zweite Meinung konsultierte, meinen, dass die Zähne in Ordnung sind, aber das Zahnfleisch stark zurückgegangen ist. Beide rieten mir, einen Internisten aufzusuchen, um einen Vitaminmangel auszuschließen.«

Auffordernd schaute sie mich an. Den Schlusssatz »Deshalb bin ich bei Ihnen« hatte sie sich gespart. Sie machte nicht viele Worte; sie hatte wenig Zeit und wusste genau, was sie wollte, so war mein Eindruck von dieser Patientin. Doch ein Vitaminmangel ist in unseren Breiten eine Rarität. Ich habe noch nie einen diagnostiziert, außer, es lag eine Stoffwechselerkrankung vor, die die Aufnahme und Aktivierung von Vitamin B_{12} und Vitamin D stört. Leider sind viele Menschen der irrigen Ansicht: Viel hilft viel. Sie konsumieren Vitamine und haben ein gutes Gewissen, weil sie sich scheinbar gut versorgen, doch in Wirklichkeit fügen sie sich Schaden zu. Ein Beispiel aus der Leber: Hier kann ein Zuviel an Vitamin A die Haut rissig machen und die Bindegewebsbildung aktivieren, was zur Narbenbildung in der Leber führt, vor allem wenn eine Leberschädigung durch Alkohol vorliegt. In den meisten Fällen werden überschüssig eingenommene Vitamine zum Glück einfach wieder ausgeschieden.

Frau Schlegel öffnete bereitwillig den Mund, um mir ihr Zahnfleisch zu zeigen. Auch wenn ich kein Zahnarzt bin, fiel mir auf, dass die Zahnhälse frei lagen und sich das Zahnfleisch stark zurückgezogen hatte. So etwas kannte ich bis dato nur von Kettenrauchern. Ich bemerkte einen säuerlichen Geruch, der wohl aus dem Magen kam. Während Salzsäure für den Magen harmlos ist, setzt sie den Zähnen und dem Zahnfleisch arg zu. Zahnfleisch und Salzsäure kommen ja normalerweise nicht miteinander in Berührung, nicht einmal bei der Refluxkrankheit. Was war hier los? Wie kam die Säure an die Zähne? Vorsichtig tastete ich mich heran: »Müssen Sie oft würgen?«

Die Antwort, die keine war, kam wie aus der Pistole geschossen: »Was hat das mit den Zähnen zu tun?«

Ich erklärte Frau Schlegel den Zusammenhang. Nachdenklich schwieg sie, dann berichtete sie mir sachlich und in einem Ton, als wäre ich nicht auf der Höhe der Zeit, dass sie hin und wieder erbreche.

»Ist Ihnen denn übel?«, fragte ich.

»Nein. Ich möchte einfach meine gute Figur behalten.«

»Ach«, entfuhr es mir. An ihrem Gesicht las ich ab, dass sie mich für begriffsstutzig hielt. Sie erklärte es mir: »Ich mache das jeden zweiten Tag.«

»Jeden zweiten Tag«, wiederholte ich einigermaßen geschockt. Der arme Magen. Und die armen Zähne.

»Meistens nach der Hauptmahlzeit«, führte sie aus.

Ich hatte manchmal Patienten, die an der Ess-Brechsucht Bulimie leiden, doch noch nie war mir jemand begegnet, der darüber sprach, als wäre es das Selbstverständlichste auf der Welt. Frau Schlegel erklärte mir salopp und als würde sie mir ein Küchenrezept anvertrauen, dass das mit dem Übergeben ganz einfach sei. Man müsse dazu nur den Würgereflex aktivieren. Sie hob Zeige- und Mittelfinger in die Luft und grinste.

Ich brauchte keinen weiteren Anschauungsunterricht, mir war auch so klar, was ihr fehlte. Im Schwall oder auch portionsweise wird der saure Mageninhalt zurückbefördert, und dabei gelangt Salzsäure an die Zähne. Doch Frau Schlegel spielte mit dem Feuer. Wenn mit großem Druck der Mageninhalt zunächst den relativ zarten Mageneingang passiert, kann er möglicherweise dieser Belastung nicht standhalten und reißt ein. Das ist eine lebensbedrohliche Situation, in der es zur Blutung und Entzündung des darunterliegenden Gewebes kommen kann. Auch der Verschluss zwischen Magen und Speiseröhre kann sich lockern und zur Refluxkrankheit führen, möglicherweise mit Entzündung wie vorher beschrieben. Es ist eine Erkrankung mit deutlicher Einschränkung der Lebensqualität.

Doch Frau Schlegel glaubte, sie habe eine große Entdeckung gemacht: Sie konnte essen, was und wie viel sie wollte, und nahm nicht zu. In aufgeräumter Stimmung berichtete sie mir als Nächstes von einem weiteren tollen Trick: Abführmittel. Mich wunderte inzwischen gar nichts mehr. Doch wie konnte ich dieser Patientin nahebringen, dass sie sich nichts Gutes tat? Sie wollte lediglich die Bagatelle Mundgeruch loswerden. Mir fiel nur ein Ansatzpunkt ein.

Da Frau Schlegel sehr viel Wert auf ihre Fitness legte, erklärte ich ihr, dass sich dieses Verhalten, wenn sie es nicht abstellte, auf ihre Gesundheit schlagen würde – mit Auswirkungen auf ihre sportliche Leistungsfähigkeit. Zudem seien Abführmittel nicht zur Gewichtsreduktion geeignet, sie führten wegen des Wasserverlustes zu Schwäche mit Zittrigkeit, ein Ausschlusskriterium für Sport. Jetzt war es Frau Schlegel, die »Ach« sagte. Es war schwer für mich, ihr sachliches, taffes Auftreten mit dieser Unwissenheit in Verbindung zu bringen, doch hat nicht jeder einen blinden Fleck? In einem langen Gespräch konnte ich ihr Vertrauen gewinnen und sie schließlich in unsere psychosomatische Abteilung überweisen, die sich auf dieses Thema spezialisiert hatte. Von dort bekam ich hin und wieder Patientinnen überwiesen, die an Magersucht, Anorexia nervosa, litten und sich damit in Lebensgefahr gebracht hatten: Keine Nahrungszufuhr, maximale körperliche Aktivität und ein Körpergewicht unter 40 Kilo. Ich sehe sie noch vor mir, diese meist jungen Frauen, immer fröstelnd, großäugig und hohlwangig. Ein kleiner Infekt kann den geschwächten Körper wegfegen. Einen einzigen magersüchtigen Mann habe ich behandelt, er war Skispringer und hatte große Sorge, mit höherem Gewicht seinen Sport nicht mehr ausüben zu können. Er war mir bei Frau Schlegels Schilderungen in den Sinn gekommen. Bei dem jungen Mann war es gelungen, ihn mit seiner Liebe zum Sport zur Fürsorge für seinen Körper zu motivieren, der ihm den Sport ja ermöglichte. Ich hoffte, dass wir bei Frau Schlegel auch Erfolg haben würden, und war sehr froh, dass ich ihrem Hauptproblem auf die Schliche gekommen war.

Seit fast drei Jahren bin ich auch als Notarzt unterwegs. In dieser Situation bin ich mit vielen Fällen konfrontiert, in denen ich schnell erkennen muss, wie ernst die Lage ist. Im Sprechzimmer habe ich mehr Zeit – doch manche auf den ersten Blick harmlosen Fälle sind dennoch Notfälle ... wenn die Seele um Hilfe ruft. Die wenigsten Bauchschmerzen machen mir als Notarzt Bauchschmerzen meiner Patienten. Da bin ich zu Hause – und so nehme ich Sie in dieser Sprechstunde nun auch einmal mit zu einem Notarzteinsatz.

Wenn das Herz im Magen schlägt
Am Einsatzort in der Schuhmannstraße 16, dritter Stock bei Familie Philipp angekommen, berichtete der Ehemann, dass seine 62-jährige Ehefrau Rosa sich nach der *Tagesschau* plötzlich »ganz fürchterlich« unwohl gefühlt habe. »Sie bekam richtig Angst, so habe ich sie noch nie gesehen. Da habe ich einen Schreck gekriegt und Sie sofort alarmiert, wie sie es gesagt hat: Hans, ruf den Notarzt.«

Die übergewichtige Patientin war blass, und auch ich konnte ihre Angst sehen. Ich beruhigte sie und bat sie, den Hergang zu schildern. »Mir ist so übel. Ich glaube, es ist der Magen. Aber ich habe ganz normal gegessen.«

»Meine Frau hat ein Brot mit Hering in Tomatensoße und ein Käsebrot gehabt«, erzählte ihr Ehemann.

»Und Pfefferminztee«, sagte sie mit schwacher Stimme.

»Also alles wie immer«, sagte ihr Mann.

»Aber mein Herz, Herr Doktor, das klopft so stark, dass ich es im ganzen Körper, vor allem im Magen und in der Kehle, spüre. Mir ist so übel. So kenne ich mich gar nicht.«

Meine Frage nach Erkrankungen beantwortete der Ehemann mit: »Ihr Blutdruck hat in letzter Zeit gesponnen. Trotz der Medikamente oft über hundertsechzig.«

»Ich nehme einen Cholesterinsenker«, ergänzte die Patientin. »Und Zucker habe ich auch. Aber der ist gut eingestellt. Ich müsste halt abnehmen, ich weiß«, seufzte sie schwer.

Bei der Untersuchung war der Bauch der Patientin ebenso wie die Magengegend bis auf einen Blähbauch unauffällig. Der Blutdruck war auf 173, der Puls war auf 96 pro Minute erhöht. Da man bei Bauchschmerzen auch immer an einen Herzinfarkt denken muss, schrieben meine zwei Sanitäter ein EKG. Ergebnis: frischer Hinterwandinfarkt! Wir legten einen intravenösen Zugang, versorgten die Patientin vor Ort, transportierten sie auf einer Trage in den Rettungswagen, schlossen sie an unsere Überwachungsapparaturen an und fuhren mit Blaulicht und Martinshorn ins zuständige Krankenhaus mit Herzkatheter-Ausstattung. Obwohl die Patientin wegen des Orts des Schmerzes eine Magenerkrankung vermutete, war es das Herz. Zum Glück hatte sie an der Angst gespürt: Es war etwas Ernstes. Meistens merken es Menschen, wenn sie in Gefahr sind, und wenn jemand nach dem Notarzt verlangt, sollte man das nicht bagatellisieren. Vernichtungsschmerz nennt man diesen ganz typischen Schmerz.

Der Herzinfarkt ist schon lange keine typische Männerkrankheit mehr. Heutzutage gehört er auch bei den Frauen zu den häufigsten Todesursachen. Doch ihre Symptome unterscheiden sich von denen von Männern, die oft über Schmerzen im linken Arm klagen. Frauen mit Herzinfarkt haben oft Schmerzen im Oberbauch und denken nicht selten, sie hätten sich den Magen verdorben oder ein Magengeschwür. Auch Übelkeit und Erbrechen sowie Atemnot gehören zu den Symptomen. Das können auch Männer beim Herzinfarkt verspüren. Doch Untersuchungen haben gezeigt, dass in der Behandlung von Patientinnen mit Herzinfarkt oft kostbare Zeit verloren geht, weil man sich von den angeblichen Magenschmerzen auf eine falsche Fährte locken lässt.

Auch ein Gallenproblem kann übersehen werden. Allerdings ist dies in der Regel ein harmloses, nicht lebensbedrohliches Krankheitsbild im Vergleich zum Herzinfarkt. So weiß ich von Patienten, die auf ein Magengeschwür hin behandelt wurden, obwohl Gallensteine vorlagen. Es gibt Zonen im Körper, die schmerzen, obwohl das Problem an einer anderen Stelle im Körper sitzt. Das erinnert fast ein bisschen an Phantomschmerz, bei dem ein Mensch, der eine Extremität verlor, in dieser nicht mehr vorhandenen Region starke Schmerzen spürt. Was die Galle betrifft, ist sie noch da, bei einer Gallenkolik geradezu brüllend, und zwar im rechten Oberbauch – also dort, wohin auch der Hinterwandherzinfarkt ausstrahlen kann und der Magen seine Schmerzregion hat.

Der Gallenschmerz kann bis in die rechte Schulter reichen – während die Bauchspeicheldrüse sich die linke Schulter als Schmerzregion geschnappt hat. Sehr gute Erfahrungen haben viele meiner Patienten in Schmerzsituationen mit einer Reflexzonenmassage am Fuß gemacht. Bei Schmerzen oder Störungen sind diejenigen Stellen an den Fußsohlen verhärtet, die die jeweiligen Organe und Körperbereiche repräsentieren. Durch eine Massage können diese Punkte gelockert werden – oft mit sofortiger Erleichterung des Schmerzes. Die Akupunktur wirkt nach demselben Prinzip, würde jedoch ebenso wie die Reflexzonenmassage bei akuten Gallenproblemen nicht helfen. Da braucht es keine Nadel, sondern ein Messer, sprich Skalpell. Heute werden die meisten Eingriffe an der Gallenblase allerdings minimalinvasiv und an den Gallenwegen endoskopisch durchgeführt.

DIE STEINREICHE GALLE UND IHRE ARMEN VERWANDTEN

Die Galle scheint in unserer Gesellschaft oft überzulaufen. Ich vermute, dass 20 Prozent aller 60-Jährigen Gallensteine haben. Sie machen zu 95 Prozent keine Beschwerden und fallen höchstens als Zufallsbefunde bei der Sonografie auf. Die meisten Gallensteine bestehen zu einem überwiegenden Anteil aus Cholesterin, und ihre Träger haben oft, aber nicht immer einen zu hohen Cholesterinspiegel. Das ist gefährlich für die Blutgefäße, da es ein Risikofaktor für einen Herzinfarkt ist.

Gallensteine befinden sich in der Gallenblase. Sie ist ein Reservoir für die Gallenflüssigkeit, kurz Galle genannt, bevor sie in den Zwölffingerdarm zur Verdauung abgegeben wird. Der sogenannte Ductus cysticus, auf Deutsch: Gallenblasengang, verbindet die Gallenblase mit dem Galleabflusssystem. Der Weg durch den Gallenblasengang und den ableitenden Gallengang bis zu dessen Mündung in den Zwölffingerdarm ist allerdings eher ein enger Pfad, und darin können sich kleine Gallensteine verheddern. Die eingeklemmten Steinchen wollen weiter, nach vorne, also raus. Doch nix geht mehr ... mit dem Ergebnis einer sehr starken Kolik. Die Schmerzen kommen und gehen wie Wellen, vergleichbar starken, schmerzhaften Wehen bei der Geburt. Wenn sich so ein Stein einmal festsetzt, beschädigt er die Wand, und es können Bakterien einwandern, die dann zu einer Entzündung führen – ein medizinischer Notfall, die »akute Galle«. In einer solchen Situation muss operiert oder der Stein, wenn er im abführenden Gallengang festsitzt, mit einem Endoskop eingefangen und entfernt werden. Viel seltener ist die Entzündung der Gallenblase, meist durch einen größeren Stein verursacht. Auch hier muss operiert werden. Ein in der Gallenblase ruhender Gallenstein ohne Beschwerden braucht nicht operiert zu werden.

Die Entfernung der Gallenblase wird heute meist als Schüsselloch-Operation durchgeführt, also minimalinvasiv. Der Fachbegriff lautet »laparoskopische Operation«. Durch die Bauchwand werden dabei kleine Röhren eingeführt, über die Luft in den Bauchraum – natürlich außerhalb des Darms – eingeblasen wird, sodass sich die Bauchwand hebt und Platz zur Einsicht geschaffen wird. Dazu braucht man Licht und ein Videosystem, mit dem das Operationsteam am Monitor alles verfolgen kann. Andere Röhren dienen dem Einführen von Instrumenten, die dann von außen, manchmal auch von Operationsrobotern unter ärztlicher Aufsicht, gesteuert werden. Sie schneiden, nähen, entfernen, reparieren und fertig. Eine große Narbe gibt es nicht mehr. Das Verfahren ist technisch anspruchsvoll, aber für die Patienten weniger belastend als die früheren Operationen. Heute kann man im Bauchraum fast alles mit dieser Technik operieren, man kann sogar den ganzen Dickdarm entfernen. Aber im Notfall, wenn es schnell gehen muss, wird meist konventionell, das heißt offen, operiert.

Nach Entfernung der Gallenblase ist das Problem der betroffenen Patienten gelöst, und alles ist wie vorher, als ob nichts gewesen wäre. Wir Menschen brauchen nämlich keine Gallenblase zum Leben. Sie ist eine schöne Zugabe zur Sammlung von Galle für die Zumischung zum Speisebrei im Zwölffingerdarm, sonst würde Galle kontinuierlich tropfen wie ein undichter Wasserhahn. Doch die Schöpfung verschwendet keine Ressourcen, sie denkt an alles! Bei einer entfernten Gallenblase erweitert sich das gesamte Gallenwegsystem um circa 25 Prozent, sodass mehr Galle gespeichert und bei Bedarf ausgeschüttet werden kann. Für diese

Meisterleistung ist die im Kapitel »Das biologische Kraftwerk« beschriebene hormonelle Stimulation zuständig. Ist das nicht wieder einmal großartig, wie lösungsorientiert unser Körper sich auf jede neue Situation einstellen kann?

Gastritis und Magengeschwür

Es war Neujahr. Die Nacht war kurz gewesen. Er erinnerte sich: Alles hatte mit einem kühlen Pils an der Bar begonnen. Dann im beheizten Wintergarten ein Fünf-Gänge-Menü. Vorab ein Aperitif. Der Gruß aus der Küche war ein Zauber aus Zwiebeln, Ananas, Eigelb und süßem Blätterteig – eine Kreation, die einem zu Hause nicht einfallen würde. Danach ein Süßkartoffel-Chili-Süppchen, dazu Weißwein. Als Zwischengericht eine kleine Portion Spaghetti Carbonara mit Chili und Knoblauch. Dazu ein Glas Rotwein. Als Hauptgericht eine ganze Seezunge mit Salzkartoffeln. Dazu wurde ein Weißwein serviert. Zum Nachtisch eine Williamsbirne mit Mandeleis in Williamslikör. Und zum Schluss ein Espresso mit einem Cognac. Nach einer kurzen Verschnaufpause rückte Mitternacht heran. Ein Glas Champagner perlte in den Abschied vom letzten Jahr und ein zweites in die Begrüßung des neuen Jahres. Zur Stärkung nach Mitternacht eine pfeffrige Gulaschsuppe. Gegen zwei Uhr ins Bett.

Das Erwachen am 1. Januar war schrecklich. Aus verschwollenen Augen die Suche nach einem, besser zwei Aspirin gegen die hämmernden Kopfschmerzen. An Frühstück war nicht zu denken wegen der Übelkeit. Aber ein Kaffee könnte passen. Auf nüchternen Magen Aspirin und Kaffee anstatt frischer Luft, Bewegung und viel Kräutertee – es kam, wie es kommen musste: Gegen 13 Uhr Magenschmerzen, tief im Inneren unter dem rechten Rippenbogen. Sie wurden immer stärker, flauten ab, um nach zehn Minuten zurückzukehren. Und das ging so weiter, 24 Stunden lang Qualen; am 1. Januar hatte keine Arztpraxis geöffnet.

»Hattest du denn keine Medikamente zu Hause?«, fragte ich meinen Freund, der mir am Telefon von der Tortur berichtete. »Man hat doch eine Hausapotheke.«

»Ich war über Nacht in unserem Landhaus.«

»Mit Kräutertee und Zwieback, nehme ich an?«

»Ja«, seufzte er und gab dann zu: »Selber schuld! Wie dumm von mir, nicht daran zu denken, dass Aspirin, Ibuprofen und Diclofenac Teufelszeug für den Magen ist. Wie oft hast du mir das schon eingetrichtert?«

»Offenbar nicht oft genug«, schmunzelte ich. Doch es ist nun mal so: Die vorgenannten Medikamente führen gern zu einer Magenschleimhautentzündung, auch Gastritis genannt. Halten die Beschwerden länger an, muss man an die nächste Folge der Gastritis denken: ein Magengeschwür, Ulcus.

In Fällen, in denen die Gastritis nicht ausheilt, kann tatsächlich ein Magengeschwür entstehen. Ursache sind die besagten Schmerzmittel oder Bakterien, andere Ursachen gibt es nicht, auch wenn sie unter Laien kursieren. Weder Rauchen noch Alkohol, noch Cortison oder scharfe Speisen verursachen ein Magen- oder Zwölffingerdarmgeschwür. Früher stand man dieser Erkrankung machtlos gegenüber. Die Patienten litten stark. Sie hatten oft ein ausgemergeltes Gesicht mit tiefer Furche zwischen Nasenflügel und Mundwinkel (Magengesicht) und eine hagere Statur. Wegen ihrer Bauchschmerzen konnten sie nicht viel essen. Das Geschwürsleiden trat im Frühjahr und im Herbst besonders häufig auf. Später konnte ein Kollege von mir nachweisen, dass Magengeschwüre wie auch Infektionskrankheiten im Frühjahr und im Herbst häufiger sind als im übrigen Jahr. Bei Erkältungskrankheiten ist das bekannt, aber wieso beim Ulcusleiden? War das Magengeschwür denn eine Infektionskrankheit? Auffällig war, dass die Beschwerden in ihrer Intensität wechseln und zeitweise sogar ganz verschwinden konnten, um später wieder heftig zurückzukommen. Patienten, die immer wieder an Magengeschwüren leiden, nehmen meist keine Schmerzmittel ein, weil sie wissen, dass diese die Schmerzen verstärken können. Ich habe aber auch Patienten, die diesen Zusammenhang nicht kannten und bei Magenschmerzen tatsächlich Ibuprofen einnahmen, was ihre Beschwerden häufig verschlimmerte.

Tatsächlich sind die durch diese Schmerzmittel hervorgerufenen Magenentzündungen und -geschwüre auf dem Vormarsch. Patienten mit Rheuma, Gelenk- oder Rückenleiden sind auf Schmerzmitteleinnahme angewiesen. Nehmen sie gleichzeitig Säureblocker ein, sind sie wenigstens vor dem Geschwürsleiden geschützt.

Helicobacter pylori

Wie so oft in der Wissenschaft spielte der Zufall bei der Entdeckung der Ursache für Magengeschwüre als Infektionskrankheit eine entscheidende Rolle: In Australien arbeitete eine Gruppe von Wissenschaftlern am Problem des Magengeschwürs. Dazu untersuchten die Kollegen unter dem Mikroskop Magenschleimhautproben von Patienten. Als Ostern nahte und alle in Gedanken schon in den Ferien waren, wurden einige Proben in der Feiertagslaune vergessen. Die Wissenschaftler staunten nicht schlecht, als sie sahen, was sich über die Ostertage in den Kulturschalen entwickelt hatte, die ja eigentlich hätten entsorgt werden sollen. Auf den vergessenen Biopsien wimmelte es von Bakterien. Unter dem Mikroskop konnte man sie deutlich erkennen: längliche, aber leicht geknickte Bakterien mit drei Geißeln an einer Seite, die zur Fortbewegung dienten. So hatten die Wissenschaftler verspätet noch ein paar Ostereier gefunden, nämlich das Magenbakterium Helicobacter pylori, die Ursache der meisten Magengeschwüre. Tatsächlich verursachte die Infektion mit diesem Keim dieses lange, auszehrende Leiden.

Bakterien kann man mit Antibiotika behandeln. Schon bald fand man eine antibiotische Kur, die den Keim mit Stumpf und Stiel entfernt, eradiziert, wie wir Mediziner sagen. Jahrzehntelange Forschung hatte nicht zum Ziel geführt, sondern der Zufall hatte die Lösung für das Leid so vieler Menschen auf der ganzen Welt herbeigeführt. Jahre später erhielten die beiden verantwortlichen Wissenschaftler, Barry Marshall und John Robin Warren, den Nobelpreis für Medizin. Ich habe mich so sehr für sie, mit ihnen und überhaupt gefreut, dass mein Herz im Magen gehüpft ist!

Der Helicobacter lebt im Dickdarm in der Gemeinschaft unserer Microbiota. Vom Stuhl gelangt er bei fehlender Hygiene über die Hände in den Mund, um sich im Magen dann durch den Schleim zu fressen und sich auf der Schleimhaut festzusaugen, dort, wo die Säure dank Schleimschutz nicht mehr vordringen kann. Doch wie schafft er es, im sauren Magensaft zu überleben, in dem doch alle anderen Bakterien getötet werden? Selbst wenn sie versuchen, sich im Nahrungsbrei, mit dem sie aufgenommen werden, zu verstecken, knetet der Magen den so durch, dass sie wie beim rotierenden Fleischwolf immer wieder an die Oberfläche kommen und in Salzsäure gebadet werden. Der Helicobacter jedoch hat einen Schutzengel in Form eines Enzyms auf seiner Oberfläche, das aus Harnstoff in der Nahrung Ammoniakgas macht. So schwimmt der Keim in einer Ammoniakwolke, die vor Säure schützt.

Die Ansteckung mit Helicobacter erfolgt meist schon in der Kindheit. Sehr gern hält er sich in Sandkästen auf. Die wichtigste Vorsorgemaßnahme ist – und das gilt für alle Infektionskrankheiten in jeder Altersstufe: Hände waschen!

Aber wie kann nun ein Bakterium ein Magengeschwür hervorrufen? Der Helicobacter hat auf seiner Nase ein Enzym, das Ectophospholipase heißt. Es knackt das uns ja schon bekannte phosphorhaltige Fett Phosphatidylcholin (PC) auch im Magenschleim und kann dadurch bis auf die Oberfläche der Schleimhaut vordringen. Dort gibt dieses Bakterium bildlich gesprochen seine Exkremente in Form von Eiweißkörpern ab, die unser Immunsystem als fremd bewertet. Die Schleimhautzellen verleiben es sich ein, zerstückeln es und zeigen die fremden Eiweißbruchstücke dem Abwehrsystem. Dieses wird aktiv und zerstört die betroffenen Zellen.

Die Entzündung heißt Gastritis und führt durch die Salzsäure, die durch den porösen Schleim leicht eindringen kann, zum Geschwür. Solange der Magenkeim vorhanden ist, geschieht das immer wieder und erklärt das Geschwürsleiden. Das Geschwür kommt, bleibt im Durchschnitt drei Monate und verschwindet wieder – ohne spezielle Behandlung. Das heißt, der Helicobacter zieht sich zurück, und die Entwicklung eines Geschwürs wird unterbunden. Im Abstand von drei bis sieben Monaten kommt er dann wieder hervor. Was dieser geheimnisvolle Lebenszyklus bedeutet, hat die Wissenschaft noch nicht herausgefunden. Es ist aber auch nicht mehr so wichtig, da man den Übeltäter ja eradizieren möchte. Eventuell spielt hier auch das Schleimlecithin eine Rolle. Es könnte erklären, warum grüne Bananen Magengeschwüre heilen. Sie stopfen die PC-Löcher, die der Helicobacter im Schleim gerissen hat, oder sättigen schon im Magensaft die Gier des Helicobacter auf PC. Der Helicobacter pylori führt übrigens viel häufiger zu einem Zwölffingerdarm- als Magengeschwür. Höchste Zeit, uns diesen Darmabschnitt näher anzusehen!

Der Zwölffingerdarm

Neulich fragte mich eine Patientin, weshalb der Zwölffingerdarm so heiße. Die Antwort liegt in seinem lateinischen Namen: Duodenum, übersetzt: je zwölf. Dieser erste kurze Abschnitt des Dünndarms ist circa 30 Zentimeter lang, was in etwa zwölf Fingerbreiten entspricht. Optisch erinnert das Duodenum an ein C.

Alkohol, Zigaretten, Kaffee und Stress führen zwar nicht zu einer Gastritis, aber zu einem Unwohlsein im Magen, das durch zu viel Säureproduktion hervorgerufen wird. Wenn täglich zu viel Säure im Magen produziert wird und mit jeder Entleerung des Magens diese Säure auf die Darmschleimhaut im Zwölffingerdarm regnet, protestieren irgendwann die Zellen. Könnten sie sprechen, würden sie erklären, dass sie nicht für so viel Säure gemacht sind.

Sie sind schließlich keine Magenzellen. Aber in ihrer Not werden sie irgendwann tatsächlich zu Magenzellen mit der dazugehörigen Schleimschicht, sie haben ja keine andere Chance, sich zu schützen. Eine solche Rebellion erleben wir auch in der Speiseröhre, wenn sie zu viel Säure ausgesetzt ist. Im Zwölffingerdarm ist der neue Anwohner mit seinem Magenschleim bevorzugte Beute des Helicobacter, der dort jetzt sein Geschwür gräbt. Da der Zwölffingerdarm zu den am besten durchbluteten Gebieten des Darms gehört, bluten diese Geschwüre heftig: ein medizinischer Notfall, der im Krankenhaus behandelt werden muss. Entweder wird dort bei ausreichender Sicht endoskopisch ein Clip auf das blutende Gefäß gesetzt und die Blutung gestillt. Das geht am schnellsten, bedarf aber eines geschickten und geübten Arztes. Oder man entscheidet sich zu einer Notoperation mit dem Skalpell.

Neben den Schmerzen ist das erste Zeichen einer Geschwürsblutung die starke Übelkeit, denn frisches Blut ist sehr unverträglich. Schon wenn man daran denkt, will man erbrechen. Bei einem Magengeschwür blutet es dann stark, wenn eine Arterie angegriffen, fachsprachlich »arrodiert«, wird. Das Erbrochene ist dann rotes Blut. Wie schon vorher geschildert, kann beim Erbrechen von kleineren Blutmengen nach Exposition mit Salzsäure schwarzer Blutfarbstoff, das Hämatin, entstehen, und das Erbrochene sieht aus wie Kaffeesatz. Wenn größere Blutmengen mit Salzsäure in Kontakt kommen, entsteht eine schwarze Hämatinpampe, und die Anregung der Darmbewegung durch dieses Blut führt dazu, dass der vorher schon erwähnte übel riechende Teerstuhl beobachtet wird. Dieser hat nichts mit Krebs zu tun. Wie im Kapitel zum Darmkrebs beschrieben, findet man beim Darmkrebs meist nur verstecktes Blut in Stuhl, während man bei Magenkrebs in der Regel gar kein Blut im Stuhl nachweisen kann.

Magenkrebs

Magenkrebs ist deshalb aber nicht weniger gefährlich, sondern sogar heimtückischer, da er sich nur diskret bemerkbar macht durch ein dumpfes Gefühl und Appetitlosigkeit. Und hier wären wir wieder bei den Gemeinsamkeiten fast aller Krebsleiden: Sie tun nicht weh! Man fühlt im fortgeschrittenen Stadium allerdings, dass irgendetwas nicht stimmt. Man verliert Gewicht, was ein Alarmzeichen ist. Leistungsfähigkeit und Kraft nehmen ab, man ist trotz viel Schlaf ständig müde, verliert das Interesse an Aktivitäten und zieht sich zurück. Oft kommen im Unterbewusstsein Verzweiflung und Depression dazu. Bei Darmkrebs kann die vorher erwähnte Vorsorge-Coloskopie zur frühzeitigen Erkennung führen. Bei Magen- und Bauchspeicheldrüsenkrebs gibt es eine solche Vorsorgeuntersuchung leider nicht. Umso wichtiger sind die Selbstwahrnehmung und das gute Gespür eines Arztes, dem sich ein Patient mit seinen diffusen Beschwerden hoffentlich rechtzeitig anvertraut.

Im Jahr 2020 erkrankten in Deutschland 8900 Männer und 5400 Frauen am Magenkrebs. Das mittlere Erkrankungsalter bei Männern liegt bei 72, das der Frauen bei 76 Jahren. Damit gehört der Magenkrebs zu den Top Ten der Krebs-Killermaschinen. Er geht von der Magenschleimhaut aus. Risikofaktoren sind der gerade beschriebene Helicobacter-Keim, eine familiäre Belastung, eine Autoimmunerkrankung der Magenschleimhaut, die die Salzsäure produzierenden Magenzellen zerstört, Alkohol, Rauchen, aber auch zu viel Verzehr von rotem Fleisch und Wurstwaren, vor allem wenn die Speisen gepökelt oder geräuchert sind. Besonders zu warnen ist vor zu stark gegrilltem Fleisch vom Holzkohlegrill, da dabei krebserregende Substanzen entstehen. Der Helicobacter kann zu einem vom Immunsystem ausgehenden Lymphom führen oder zum Schleimhautkrebs.

Mit fortschreitender Erkrankung verlieren die Patienten an Gewicht. Der von der Magenschleimhaut ausgehende Magenkrebs wächst dort oft diffus in der Schleimhaut wie der Schimmel im Brot. Von außen, also bei einer Magenspiegelung, ist er nicht immer gut zu erkennen. Nur wenn er wie ein Geschwür aufbricht, sieht man ihn. Die Entnahme von Proben aus seinem Rand und die Untersuchung unter dem Mikroskop zeigen schließlich, womit wir es zu tun haben. Je tiefer der Krebs wächst, desto gefährlicher wird er, da er von den tiefen Schichten über Lymphgefäße und Blut in den Körper streuen kann. Die Waffen der Medizin gegen den Magenkrebs sind begrenzt und oft stumpf. Deshalb ist die Früherkennung so wichtig. Da aber wie erwähnt in der Regel keine gravierenden Beschwerden auftreten, ist dies eine große Herausforderung. Also unbedingt: Risikofaktoren minimieren! Ganz wichtig ist die Ausrottung des Helicobacter, wenn er im Stuhltest oder auch im Blut mithilfe eines Antikörpertests einmal nachweisbar ist. Denn lediglich in Frühstadien kann die operative Entfernung meist des gesamten Magens noch lebensrettend wirken. Manchmal muss vorweg eine Bestrahlung durchgeführt werden, um den Tumor zu verkleinern. Später ist er nur schwer und mit begrenztem Erfolg durch Chemotherapie behandelbar. Die gab es zu Zeiten von Theodor Storm noch nicht. Der deutsche Dichter starb 1888 an Magenkrebs und hinterließ uns folgendes Gedicht:

Beginn des Endes

Ein Punkt nur ist es, kaum ein Schmerz,
Nur ein Gefühl, empfunden eben;
Und dennoch spricht es stets darein,
Und dennoch stört es dich zu leben.

Wenn du anderen klagen willst,
So kannst du's nicht in Worte fassen.
Du sagst dir selber: »Es ist nichts!«
Und dennoch will es dich nicht lassen.

So seltsam fremd wird dir die Welt,
Und leis verläßt dich alles Hoffen,
Bist du es endlich, endlich weißt,
Daß dich des Todes Pfeil getroffen.

Das Gedicht kenne ich seit dem Studium. Es wurde in der Vorlesung der Inneren Medizin in Köln von dem didaktisch und menschlich von uns Studenten hochverehrten Professor Rudolf Gross vorgetragen. Ich war damals sehr berührt und erlebte später, wie treffend diese Zeilen die schreckliche Erkrankung beschreiben. In einfacher Sprache wird die mitleidende Seele spürbar. Und sensibel ist auch der nächste Teil unseres Verdauungs»apparates«:

Die empfindliche Bauchspeicheldrüse

Die Bauchspeicheldrüse, das Pancreas, liegt im hinteren Abschnitt des Oberbauchs wie eine Wurst und ist mit dem Duodenum durch einen Ausführungsgang verbunden. Die Drüse wächst während der Embryonalentwicklung aus einem größeren und einem kleineren Lappen mit jeweils eigenen Ausführungsgängen zusammen, die dann später verschmelzen.

Die Bauchspeicheldrüse hat einen hormonproduzierenden (endokrinen) Auftrag und eine Hormonsignale empfangende, sekretorische Bestimmung. Im Inneren der Bauchspeicheldrüse liegen die sogenannten hormonproduzierenden Langerhans'schen Inseln, die Insulin und Glucagon ins Blut abgeben. Beide Hormone regulieren den Blutzuckerspiegel. Insulin senkt den Blutzuckerspiegel durch Aufnahme von Traubenzucker in die Zellen, zum Beispiel der Muskulatur, zur Energiebereitstellung. Überschüssiger Zucker wird in Form von Stärke als Reserve in den Zellen gespeichert. Neben der Muskulatur ist die Leber ein wichtiger Stärkespeicher. Zudem fördert Insulin die Bildung von Fettdepots. Glucagon wirkt entgegengesetzt. Es hebt den Blutzuckerspiegel durch Abbau der

Stärkedepots, bevorzugt aus der Leber. Die Fettdepots werden wieder abgebaut. Das Zusammenspiel beider Hormone erhält das Gleichgewicht des Blutzuckerspiegels und des Körperfettgehaltes.

Als Sekretionsorgan wird das Pancreas von den Hormonen des Duodenums nach Bedarf gesteuert, wie es im Kapitel des biologischen Kraftwerks beschrieben ist. Bei Eintritt von Nahrung in das Duodenum, den Zwölffingerdarm, setzt die Bauchspeicheldrüse Wasser, Bicarbonat und Verdauungsenzyme zur Aufschlüsselung der Speisebestandteile in ihre Einzelbausteine frei, damit sie in den Körper aufgenommen werden können. Die Abgabe der Verdauungsenzyme ins Duodenum wird durch das schon bekannte Enzymsystem PZ/CCK gesteuert und läuft koordiniert ab, um im Lumen, dem Inneren des Zwölffingerdarms, mit der Nahrung zu reagieren. Der Prozess verläuft reibungslos. Das von der Bauchspeicheldrüse ausgeschüttete und uns schon bekannte Enzym Phospholipase darf erst im Duodenum aktiviert werden. Sonst würde es die Drüse selbst angreifen und verdauen. Bei Abflussbehinderung durch einen eingeklemmten Gallenstein im gemeinsamen Mündungsdelta von Gallengang und Pancreasgang kommt es zum gefährlichen Rückstau der aggressiven Pancreasenzyme, und es entsteht eine Pancreatitis, eine Bauchspeicheldrüsenentzündung. Weniger dramatisch, aber demselben Prinzip entsprechend, kommt es gelegentlich zum Rückstau, wenn das Zusammenwachsen der beiden Bauchspeicheldrüsenlappen in der Embryonalzeit unvollständig bleibt. Der kleinere Anteil stört oft den größeren, indem er anschwillt und den großen Ausführungsgang abdrückt. Eine frühzeitige Aktivierung der Bauchspeichelenzyme wird aber auch durch Alkoholexzess vermutet. Die Drüse ist sehr empfindlich, und wenn es stimmt, dass kalte Getränke eine Pancreasreizung provozieren, dann könnte man die Bauchspeicheldrüse als Warmduscherin bezeichnen.

Der Gummibauch

Auf der Intensivstation lernte ich in an einem heißen Sommertag den 24-jährigen Sven kennen, nach einer Grillparty mit viel Bier »Also, ich allein hab einen ganzen Kasten geschafft«, verkündete er stolz. Jetzt klagte er über sehr starke Bauchschmerzen. Ich unterließ es, mich nach der Flaschengröße zu erkundigen, 0,33 oder 0,5 Liter – auch klein wäre viel zu viel! Und das hatte Sven dann auch gemerkt. Er krümmte sich vor Schmerzen und konnte nicht mehr laufen. Seine Freunde riefen den Notarzt, denn sie dachten, er hätte einen Blinddarmdurchbruch und müsse schnell operiert werden. Auf unserer Notaufnahmestation fühlte Svens Bauch sich an wie ein Gummiball. Wir nennen das Gummibauch: Verspannung ohne umschriebene Schmerzhaftigkeit. Das spricht für eine Entzündung der Bauchspeicheldrüse. Auch die Bauchspeicheldrüsenwerte waren deutlich erhöht. Alles zusammen eine bedrohliche Situation, da auch das Kreislaufsystem angegriffen war. Das Blut versackt in den Bauch, und der Patient benötigt viel Flüssigkeit, nichtalkoholische! – ein Fall für die Intensivstation, auf der Sven unter ständiger Kontrolle tatsächlich genas. Zerknirscht schwor er mir, dass er nie wieder so viel trinken würde.

Ich nickte. Solche »Beichten« habe ich schon oft gehört. Aber vielleicht war Sven wirklich geläutert. Am meisten machte es ihm zu schaffen, dass ihn seine Freunde in so einer »Warmduscher-Pose« gesehen hatten.

»Nun«, schmunzelte ich. »Warmduschen ist gar nicht so schlecht. Früher haben die Leute das sogar mit Bier gemacht.«

»Wie?« Verständnislos schaute er mich an.

»Während meiner Ausbildungszeit hat mein Chef immer gesagt, dass kalte alkoholische Getränke die Bauchspeicheldrüse reizen.« Tatsächlich empfinde auch ich bei Genuss von kalten Getränken oft Bauchzwicken.

»Also, ich habe das nicht gewusst.«

Ich fuhr fort. »Ich glaube, dass das der Grund war, weshalb früher in Wirtshäusern Bierwärmer zum Bierkrug gereicht wurden.«

»Bierwärmer?«, grinste Sven und bekam sogar ein bisschen Farbe im Gesicht. Es war offenbar Zeit, ihn aus der Intensivstation zu entlassen.

Wenn Patienten ihr Leben nicht umstellen und regelmäßig viel Alkohol trinken und sogar noch rauchen, kann eine chronische Bauchspeicheldrüsenentzündung entstehen mit Vernarbung und Verkalkung der Drüse. Sie funktioniert dann auch nicht mehr, der Patient nimmt rapide an Gewicht ab, da durch fehlende Verdauungsenzyme die Nährstoffe nicht mehr in den Körper aufgenommen werden können. Die mit einer chronischen Bauchspeicheldrüsenentzündung einhergehende Schmerzen werden als »unerträglich« beschrieben. Die Schmerzattacken kommen unverhofft, selbst wenn der Patient keinen Alkohol oder kalte Getränke zu sich nimmt. Die Krankheit hat sich quasi selbstständig gemacht. Die Bauchspeicheldrüse ist schlichtweg verkalkt, und man könnte sich vorstellen, dass es plötzlich höllische Schmerzen verursacht, wenn sich ab und zu ein Stück Kalk löst und den Gang verlegt. Ob das der einzige Grund für die Schmerzentstehung ist, weiß man jedoch nicht genau. Manchmal muss die Bauchspeicheldrüse teilweise oder sogar ganz entfernt werden. Dies ist eine technisch anspruchsvolle Operation, da das Organ versteckt im hinteren Oberbauch liegt und Kontakt zu anderen wichtigen Organen der Verdauung unterhält, wie Gallengang, Duodenum, Gefäße und Nerven. Man kann tatsächlich ohne Bauchspeicheldrüse leben, denn Pancreas-Enzyme sind als Medikamente erhältlich, die den Speisen zugesetzt werden. Der Insulin- und Glucagon-Mangel führt allerdings zu einem Diabetes, der jedoch mit geringer Insulingabe gut einstellbar ist.

Auch das Risiko, an Bauchspeicheldrüsenkrebs zu erkranken, ist bei chronischer Pancreatitis erhöht. Er kommt aber meist ohne jegliche Vorerkrankung der Bauchspeicheldrüse vor. Dieser Krebs ist genauso heimtückisch wie der Magenkrebs. In Deutschland erkranken jährlich circa 8800 Männer und 8300 Frauen. Bauchspeicheldrüsenkrebs ist der gefährlichste unter diesen Killern. Nur 9 Prozent der Erkrankten überleben länger als fünf Jahre. Da die Bauchspeicheldrüse lediglich mit einem dünnen Schutzmantel versehen im hinteren Bauchraum liegt, können sich die bösen Zellen rasch im Bauchraum verteilen und der Tumor sich schon im frühen Stadium im Organismus ausbreiten. Unbemerkt, denn auch der Bauchspeicheldrüsenkrebs gehört zu den stillen Mördern. Oft wird der Krebs der Bauchspeicheldrüse nur durch Zufall bei einer Computertomografie entdeckt. Wie bei jedem anderen Krebs liegen die Risiken in der familiären Vorbelastung, Rauchen, chronischer Entzündung und Übergewicht. Bei frühzeitiger Erkennung kann eine radikale chirurgische Entfernung eines Großteils, wenn nicht der ganzen Bauchspeicheldrüse mit Anteilen der Nachbarorgane lebensrettend sein. Die heute zur Verfügung stehenden Chemotherapien sind lebensverlängernd, haben allerdings manchmal auch schwere Nebenwirkungen. Umso wichtiger ist der Lebensmut, um diesen Feind möglichst lange aufhalten zu können, so wie es meinem Freund Herbert gelang, von dem ich im Kapitel »Trotzdem Ja zum Leben sagen« erzählte. Leider ist der Verlauf seiner Krankengeschichte eine absolute Rarität. Irgendwann holt dieser Killer jedoch auch den positiv eingestellten Erkrankten ein.

DER BLINDE PASSAGIER

Früher war es unter Heranwachsenden ein beliebter Scherz oder Annäherungsversuch, zu fragen: »Zeig mir doch mal deine Blinddarmnarbe.« Sie hatten öfter Erfolg als heute, denn die Blinddarmoperation stirbt zwar nicht aus, doch sie wird seltener durchgeführt. Das liegt daran, dass wir heute dank modernster Diagnostik sehr genau wissen, ob der Blinddarm tatsächlich entzündet ist. Auf Verdacht wird nicht »aufgeschnitten«. Doch den Kollegen von damals ist kein Vorwurf zu machen, denn ein entzündeter Blinddarm kann tödlich enden.

Der Blinddarm oder medizinisch korrekt das Coecum befindet sich auf der rechten Seite im Unterbauch. Sein Name rührt daher, dass dieser Darmabschnitt eine Sackgasse ist, auf einer Seite also »blind« endet. Am oberen Ende des Coecums mündet der letzte Abschnitt des Dünndarms in den Dickdarm und verbindet somit Dünn- und Dickdarm. Dieses Teilstück meint der Volksmund jedoch nicht, wenn er vom Blinddarm spricht, sondern den sogenannten Wurmfortsatz, medizinisch Appendix genannt. Er sei überflüssig, hört man manchmal. Tatsächlich glauben viele Menschen, dass der Wurmfortsatz keine nennenswerte Funktion habe. Das ist insofern korrekt, als man nach seiner operativen Entfernung gut weiterleben kann. Der Wurmfortsatz ist dennoch ein Bestandteil des Immunsystems, dessen lymphatisches Gewebe den Körper bei der Abwehr von Krankheitserregern unterstützt.

Der Begriff Blinddarmentzündung ist eigentlich nicht richtig, denn es ist nie der Blinddarm selbst entzündet, sondern eben der bis zu zehn Zentimeter lange Wurmfortsatz des Blinddarms. Er ist auch der Namensgeber für seine Entzündung, die Appendizitis. Ihr Entstehungsmechanismus ist bis heute ungeklärt. Man weiß nur, dass sich dort Bakterien in hoher Konzentration tummeln. Der Wurmfortsatz ist sehr schmal und deshalb anfällig für Verstopfungen, beispielsweise durch Kotsteine, also besonders harten Stuhl oder unverdaubare Obstkerne, meist jedoch eine entzündliche Schleimhautschwellung durch aggressive Bakterien. Im so verschlossenen Wurmfortsatz kann sich auch eine mit Keimen und weißen Blutkörperchen – sprich Eiter – gefüllte Höhle, ein Abszess, ausbilden.

Happy End

Es war der 24. Januar. Vor drei Tagen hatten wir Funchal auf Madeira verlassen und waren über den Atlantik in Richtung Romana, Dominikanische Republik, unterwegs. Auf unserem Kreuzfahrtschiff befanden sich über 2000 Menschen: circa 800 Besatzungsmitglieder und 1300 Gäste. Die See war ruhig, und alles schien im Lot zu sein. Ich war bereits seit fünf Wochen auf dem Schiff und freute mich, bald nach Hause zu fliegen. Sosehr ich meine Tätigkeit als Schiffsarzt schätze, so gern bin ich auch mal wieder an Land – und nicht nur meine Patienten vermissten mich, auch meine Familie, und ich sie.

Zu meiner Sprechstunde im Bordhospital kam an diesem Vormittag Daniela Peerenbach. Die junge Frau klagte über Unterbauchschmerzen und war ein wenig durch den Wind. Der erste Urlaub mit dem neuen Freund, und dann so was Blödes! Ich tastete den Bauch ab und fand eine verspannte Bauchdecke. Fieber hatte die Patientin nicht. Ich fragte nach der letzten Periode.

»Seit gestern«, sagte sie.

Also war sie nicht schwanger. Vielleicht ein Harnwegsinfekt? Das kommt an Bord häufiger vor bei Frauen: nasse Badekleidung, Verkühlung oder … die sogenannte Honeymoon-Erkrankung bei frisch Verliebten, Folge von häufigem sexuellem Kontakt. Eine Blasenentzündung geht oft mit Unterbauchschmerzen einher. Doch die Urinuntersuchung war bis auf den Nachweis einzelner weißer Blutkörperchen unauffällig. Also kein Harnwegsinfekt. Vielleicht eine schmerzhafte Periodenblutung? Das schien wahrscheinlich, da die Patientin häufig an Menstruationsbeschwerden litt, wie sie mir erzählte. Ich gab ihr ein entspannendes Schmerzmittel und bat sie, sich bei Verschlimmerung der Beschwerden sofort zu melden. Am nächsten Morgen war sie die Erste in der Sprechstunde, ihr Freund begleitete sie. Er wirkte sehr besorgt, und das zu Recht. Auf den ersten Blick sah ich, dass es Frau Peerenbach nicht gut ging.

»Ich wollte, dass wir Sie schon in der Nacht anrufen«, sagte der Freund, »doch sie war dagegen, sie wollte Sie nicht aufwecken.«

»Es ist immer ein Arzt in Bereitschaft«, sagte ich, »Tag und Nacht. Das ist unsere Aufgabe. Sie hätten sich gern melden können.«

»Jetzt bin ich ja da«, sagte die blasse Patientin mit leiser Stimme.

Ich erfuhr, dass die Schmerzen zugenommen und die Tabletten nicht gewirkt hatten; auch Appetit hatte Frau Peerenbach keinen. Mir fiel auf, dass die Patientin gebückt ging und nach rechts gewunden war. Bei der Untersuchung war der rechte Unterbauch schon beim Antippen hoch schmerzempfindlich. Auf der Untersuchungsliege zog sie das rechte Bein an. Wenn ich versuchte, es zu begradigen, schrie sie vor Schmerzen. Sie hatte im Ohr gemessen 38,9 Grad Fieber. Alles sprach für eine Entzündung. Im Blutbild fand sich eine Erhöhung der weißen Blutkörperchen auf 23 000 pro Mikroliter. Normalerweise liegen sie unter 10 000. Der hohe Wert ist typisch für eine bakterielle Infektion. Im Ultraschall ist die Appendizitis nur schwer zu erkennen, da der entzündete Darm sich still stellt und dadurch viel Luft im Darm ist, welche die

Qualität der Ultraschalluntersuchung stark beeinträchtigt. Dennoch hatte ich den Eindruck, dass unterhalb des Blinddarms der Wurmfortsatz eine verdickte Wand hatte. So etwas ist bei Darmentzündungen oft zu sehen. Wegen ihrer starken Schmerzen konnte ich Frau Peerenbach nicht intensiv untersuchen. Was tun? Alles zusammengenommen lag der dringende Verdacht auf eine Appendizitis vor – ein Albtraum auf See, denn eigentlich musste sie möglichst schnell operiert werden. Aber wie sollten wir die Patientin zur Operation an Land bringen? Wir waren vier Tage von Madeira entfernt, unerreichbar für einen Helikopter, den ich üblicherweise anfordern würde zur Ausschiffung eines lebensbedrohlich Erkrankten, wenn die Möglichkeiten zur Behandlung an Bord nicht ausreichend sind. Das nächste Land im Westen war neun Tage entfernt, und selbst wenn der Kapitän mit allen Maschinen volle Kraft voraus fahren würde, dauerte es mindestens acht Tage, bis ein Hafen erreicht wäre. Und wie würde die medizinische Versorgung vor Ort aussehen? Wäre … ich wagte kaum, mir das auszumalen … eine Operation im Bordhospital durchführbar? Wir hatten eine kleine Intensivstation im Bordhospital, es war möglich, einen Patienten kurzzeitig intensivmedizinisch zu versorgen. Es gab Operationsbesteck, und auch eine Narkose mit Beatmung wäre kein Problem, zumal der zweite Arzt an Bord, wir sind immer zu zweit, Anästhesist war, also Narkosearzt. Aber eben kein Chirurg! Und ich? Während meiner Zeit als junger Medizinalassistent im Kreiskrankenhaus in Bad Harzburg hatte ich tatsächlich unter Anleitung meines Oberarztes ein einziges Mal eine Appendizitis operieren dürfen. Aber das war gefühlt vor hundert Jahren! Ich erinnerte mich noch gut, wie stolz ich gewesen war und wie froh ich den Patienten bei der Entlassung verabschiedet hatte. Alles gut gegangen! Doch ich bin Internist und habe lediglich eine theoretische Ahnung vom Operieren. Was also konnten wir tun, damit die junge Frau nicht weiter in Lebensgefahr schwebte? Letztendlich ist die Appendizitis lediglich eine bakterielle Infektion in einem nach oben offenen kleinen Schlauch. Doch es wird gefährlich, wenn sich in diesem Bereich eine Abkapselung, ein Abszess, bildet oder sich die Entzündung lokal ausbreitet und auf die Umgebung überspringt, so wie bei Frau Peerenbach. Die Entzündung war schon auf das Bauchfell übergegangen, da die Schmerzen eine Abwehrspannung erzeugt hatten. Die nach rechts gewundene Beugehaltung mit dem angewinkelten Bein sprach dafür, dass der Wurmfortsatz nach hinten hochgeschlagen war und den benachbarten Muskel angegriffen hatte. An Land wäre die Patientin sofort operiert worden. Und auf hoher See? Wir hatten eine kleine Chance, dass eine antibiotische Therapie mit einem breit wirksamen Antibiotikum in hoher Dosierung ihr Leben auch ohne chirurgischen Eingriff retten könnte.

»Frau Peerenbach«, sagte ich zu der jungen Frau, »ich muss kurz ein Gespräch führen. Bitte warten Sie fünf Minuten.«

Ich verließ das Sprechzimmer, sagte meiner Mitarbeiterin an der Rezeption Bescheid und stellte mich aufs Oberdeck backbord gegen den Wind. Er wehte so stark, dass er mir Tränen in die Augen trieb. Ich atmete tief durch und begann mein Gespräch mit mir selbst. Würde ich operieren? Lieber nicht. Aber wenn ich musste? Ja, dann würde ich es tun, aber … lieber nicht. Aber ich würde es tun, ja, ich würde es tun. Aber lieber nicht, und deshalb würde ich alles versuchen, um Frau Peerenbach zu stabilisieren und ihr die Medikamente als beste Therapie zu »verkaufen«, damit sie nicht daran zweifelte. Vielleicht klappte es. Wie gesagt, es kommt eigentlich immer nur darauf an, den Körper in die Lage zu versetzen, dass er selbst den Feind besiegt, mit bestmöglicher Unterstützung einer medikamentösen Therapie.

Mit einem zuversichtlichen Lächeln betrat ich wieder mein Sprechzimmer. Gespannt sah mir das junge Paar entgegen. »Es tut mir wirklich leid«, sagte ich, »dass Sie Ihren Urlaub nun ein wenig unterbrechen müssen. Doch Ihre Blinddarmentzündung …«

»Ich hab das gegoogelt!«, rief der Freund und fuchtelte mit seinem Handy durch die Luft »Das ist gefährlich! Das muss man operieren!«

Das nächste Problem ... Viele Patienten googeln heutzutage ihre Befindlichkeiten, und dabei kommt oft nichts Gutes heraus. Tatsächlich verschlimmern sich Beschwerden sehr häufig, wenn man liest, was es auch sein könnte, und so wird jedes kleine Zwicken und Zwacken zum Krebs im Endstadium. Völlig aufgelöst erscheinen Patienten dann in der Sprechstunde, und es dauert lange, sie aus der virtuellen Welt der katastrophalen Möglichkeiten auf den Boden der medizinischen Tatsachen zurückzubringen.

Frau Peerenbach unterstützte mich. »Mischa! Der Herr Doktor weiß schon, was er macht.«

Ich erklärte den beiden, dass wir vor einer Operation eine andere Therapie versuchen würden, und ich war mir nun selbst so sicher, dass das ein guter, ja, der beste Weg war, dass die beiden aufmerksam zuhörten und bestätigend nickten. Ich klärte sie umfassend über die Situation auf und verabreichte der Patientin intravenös das Antibiotikum, empfahl ihr weitgehende Bettruhe und Fasten, solange kein Stuhlgang kam. Sie erhielt zudem eine Infusion mit Nährlösung und Salzen. Als wenig aggressives Schmerzmittel sollte sie bei Bedarf Novaminsulfon einnehmen.

Nach dem Gespräch rief ich meinen Kollegen an, mit dem ich den Fall am Vortag schon kurz besprochen hatte. Er würde mir bei einer Operation assistieren und hoffte nun genauso innig wie ich, dass es dazu nicht kommen würde. Er war schon seit vielen Jahren als Schiffsarzt unterwegs und hatte eine solche Situation noch nie erlebt. Gewiss waren öfter Patienten schwer erkrankt und hatten auch operiert werden müssen – aber diese Vorfälle waren stets in Landnähe geschehen, im sicheren Radius eines Hubschraubertransports.

Nun begann die Zeit des Bangens. Alle vier Stunden besuchte und untersuchte ich Frau Peerenbach. Sie war mittlerweile zur Vorsicht ins Bordhospital umgezogen. Ihr Freund durfte bei ihr bleiben, so wussten wir sie unter ständiger Beobachtung. Wir stellten ein Bett für ihn in dem kleinen Raum auf. Ich hatte einige sehr unruhige Nächte, da ich auch nachts öfter nach ihr schaute.

In meiner Freizeit las ich alles, was ich über Blinddarmoperationen auffrischen konnte, und schaute mir medizinische Videos von Kollegen an. Auch mein Kollege bildete sich weiter, und am zweiten Tag gaben wir uns die Hand drauf, dass wir die Blinddarm-OP im Notfall erfolgreich meistern würden. Und es war kein leeres Versprechen, wir waren beide überzeugt davon, zumal eine Blinddarmoperation ja wirklich keine große Sache ist und wir das Glück hatten, dass mein Kollege Anästhesist war. Denn wenn etwas schiefgeht, liegt das oft an einer nicht fachmännischen Narkose.

Nach drei Tagen Zittern und Bangen fiel das Fieber bei der Patientin. Die Bauchschmerzen gingen zurück, sie konnte leichte Kost zu sich nehmen. Der Darm begann zu arbeiten, sie hatte Stuhlgang, wenn auch nur wenig. So konnten wir die Patientin auf ihre Kabine entlassen, und sie musste in der Dominikanischen Republik nicht ins Krankenhaus. Wir führten an Bord die Antibiotikatherapie 14 Tage lang fort und empfahlen der Patientin, zu Hause einen Chirurgen oder Gastroenterologen aufzusuchen, um ein Computertomogramm anfertigen zu lassen. Es könnte sich durch die Entzündung ein Verwachsungsbauch ausgebildet haben, der später einmal Probleme machen könnte. Sehr herzlich verabschiedeten wir uns voneinander. Frau Peerenbach wollte wissen: »Wie viele Blinddarmoperationen haben Sie eigentlich schon gemacht?«

Ich beschloss, mich auf diejenigen in meinem Geiste zu beziehen, denn tatsächlich hatte ich in den letzten zwei Wochen kaum etwas anderes getan.

»Viele«, sagte ich.

»Das habe ich gemerkt«, erwiderte Frau Peerenbach lächelnd. »Ich habe mich bei Ihnen in den allerbesten Händen gefühlt. Danke.«

Zum Glück war es sehr windig. Die Wahrheit ist, dass das Wasser in meinen Augen von innen kam. Und auch in mir war ein großes Danke. Für das Leben dieser Patientin, dafür, dass ich so vielen Menschen helfen durfte, gesund zu werden, und dass ich in meinem Leben wohl auf dem richtigen Dampfer gelandet bin, auch wenn es manchmal ganz schön stürmte.

Danke auch Ihnen, liebe Leserin, lieber Leser, dass Sie mich auf dieser Reise begleitet haben. Es würde mich freuen, wenn ich Ihnen das Wunder in Ihrem Bauch ein wenig nähergebracht habe.

EPILOG

Es war am 12. Februar. Mein Sohn Christopher rief mich um 13 Uhr an. »Hallo, Papa, ich muss dir etwas sagen.«

»Was ist los, Chrissi?«, fragte ich, obwohl ich es wusste ... und obwohl ich schon hörte, wie froh seine Stimme klang. Alles war gut gegangen!

»Du bist Opa geworden!«, rief er.

»Doppelopa«, hörte ich die Stimme meiner Schwiegertochter.

Ja, es waren zwei auf einen Streich, zwei Mädchen.

Zwillinge sind für den Bauch eine besondere Herausforderung: Sie brauchen viel Platz. Den gibt ihnen der Bauch, ohne zu murren. Der Darm funktioniert ebenfalls, auch wenn er sich in die Ecken zurückziehen muss. Er ist der Energiespender und damit für das Gedeihen des ungeborenen Lebens zuständig. Über den Mutterkuchen, die Plazenta, erfolgt die Ernährung, der Stoffaustausch zwischen Mutter und Kind.

Der Magen-Darm-Kanal des Ungeborenen reift bereits im Mutterleib. Der Embryo schwimmt im Fruchtwasser und schluckt diese Flüssigkeit. Es ist schön zu sehen, wie die Embryos sich frei in der Fruchtwasserhülle bewegen. Sie turnen, wenden sich, strampeln mit den Füßen und boxen mit den Armen. Manchmal scheinen sie schwebend zu tanzen. Ob das schon eine Vorbereitung für das Leben außerhalb des Mutterleibs ist?

Im Magen-Darm-Kanal des Embryos befindet sich auch etwas Fruchtwasser. Die abgeschilferten Zellen des Darms klumpen zusammen und werden durch die Galle grünlich verfärbt, aber nur selten wieder ins Fruchtwasser entleert. Man nennt dieses sogenannte Mekonium auch Kindspech. Es enthält keine Bakterien und riecht auch nicht. Wenn das Neugeborene seine erste Mahlzeit genossen hat, meist ist es die Muttermilch, entleert es reflexartig diesen ersten Stuhl, das Kindspech, in ein hoffentlich glückliches Leben.

Der Bauch ist das Wohlfühlorgan. Es beherbergt den Magen und Darm, der uns die Energie für das Leben spendet. Wir möchten ihn vor Gefahren schützen und bei Störungen wieder aufrichten. Er ist unser Baby.

DANK

An erster Stelle möchte ich meinen Patienten danken für ihr Vertrauen ... und einigen von ihnen für ihre Geschichten. Ich möchte auch den Angehörigen danken, die den manchmal sehr steinigen Weg gemeinsam mit ihren Nächsten beschreiten.

Meiner Familie danke ich von ganzem Herzen für das Verständnis, wenn Ehemann/Vater mal wieder in der Klinik war anstatt am Abendbrottisch.

Herzlichen Dank, Birgit, dass du mir seit so vielen Jahren den Rücken stärkst. Wenn es mal brennt, bist du da! Und sonst auch!

Ein besonderer Dank geht an Wanda, deren strahlendes Leuchten mich immer wieder inspiriert.

Und das letzte Wort geht an meine Mitschreiberin Shirley Michaela Seul, die mich auf meinem Weg vom Fachautor zu einem Buch für die breite Öffentlichkeit begleitet hat. Danke für all die kreativen Ideen und die harmonische Zusammenarbeit.

FACHBEGRIFFE UND ABKÜRZUNGEN

Alveolarlumen	Lungenbläschen-Innenraum
Alveole	Lungenbläschen
Backwash-Ileitis	Entzündung des Ileums durch Rückfluss von Stuhl aus dem Dickdarm
CFTR	<u>C</u>ystic-<u>F</u>ibrosis-<u>T</u>ransmembrane-Conductance <u>R</u>egulator (membranständiger Chloridkanal)
Cl	Chlorid
Colektomie	Dickdarmentfernung
Colitis	Dickdarmentzündung
Colon	Dickdarm
Diversionscolitis	Entzündung der Dickdarmschleimhaut bei verbleibendem Dickdarm nach Ileostoma-Anlage (doppelläufiges Ileostoma)
Duodenum	Zwölffingerdarm (oberer Dünndarm)
Ecto-Phospholipase	an der Zell-Außenseite gelegenes Phospholipid spaltendes Enzym
Enzym	Eiweiß mit der Eigenschaft, Stoffwechselwege zu aktivieren oder abzuschalten

HCO$_3$	Bicarbonat
Histologie	feingewebliche Untersuchung
hydrophil	wasserfreundlich
hydrophob	wasserfeindlich
ileo-anal	Adjektiv zur Beschreibung der Dünndarm-Analkanal-Verbindung bei Pouchanlage
Ileocoecalklappe	Klappe zwischen Dünn- und Dickdarm
Ileostoma	künstlicher Dünndarmausgang
Ileum	Krummdarm (unterer Dünndarm)
Jejunum	Leerdarm (mittlerer Dünndarm)
Kohlenhydrat	Zucker
Krypten (im Darm)	fingerförmige Vertiefungen in der Schleimhaut
lipophil	fettfreundlich
Lumen	Innenraum
Lyso-PC	enzymatisches Abbauprodukt von PC durch Ablösung einer Fettsäure
Mikrobiota	Bakterienbesiedlung im Darm (Menge und Zusammensetzung)
Mizellen	Schwebepartikel, die Fett und Detergens enthalten (Schaum)
Monomer	Grundbaustein zusammengesetzter Moleküle
Mukosa	Schleimhaut
Mukus	Schleim
Muzin	Schleimprotein

NSAID	nichtsteroidale antiinflammatorische Medikamente
Pankreas	Bauchspeicheldrüse
PC	Phosphatidylcholin
Phospholipid	phosphorhaltiges Fett
pH-Wert	Anzeigeskala für saures (0 – 6), neutrales (7) und alkalisches (8 – 14) Milieu
Pouch	ein aus der letzten Dünndarmschlinge geformtes Stuhl-Reservoir nach Colektomie
Pouchitis	Entzündung des Pouches
Proctitis	Enddarmentzündung
Protein	Eiweiß
PZ/CCK	Pankreozymin-Cholecystokinin-Enzymsystem
Rektum	Enddarm
Remission	Verschwinden von Krankheitssymptomen
Rezeptoren	Signalempfänger der Zellen
Rezidiv	Rückfall einer Erkrankung
SCCAI	einfacher klinischer Colitis-Aktivitätsindex als Ausmaß für die Entzündungsintensität
Sigma	S-Darm (geschwungener unterer Dickdarmabschnitt)
steroidrefraktäre Colitis	Colitis, die trotz Cortisongabe krankheitsaktiv ist
Surfactant	grenzflächenaktive Substanz
Tight Junctions	Zwischenzell-Verankerungsstrukturen
Triglyzeride	Neutralfette (mit 3 Fettsäureresten)
Villi (im Darm)	zottenartige Erhebungen der Schleimhaut

LITERATUR

Folgende Veröffentlichungen bzw. Bücher sind im Text erwähnt:

- Frankl, Viktor: Trotzdem Ja zum Leben sagen, München 2004

- Friedl, Reinhard: Der Takt des Lebens, München 2019

- Layer, Peter u.a.: S3-Leitlinie Reizdarmsyndrom: Definition, Pathophysiologie, Diagnostik und Therapie. Gemeinsame Leitlinie der Deutschen Gesellschaft für Verdauungs- und Stoffwechselkrankheiten (DGVS) und der Deutschen Gesellschaft für Neurogastroenterologie und Motilität (DGNM). AWMF-Reg-Nr.: 021/016, Zeitschrift für Gastroenterologie 2011

- Melnik, Bodo; Schmitz, Gert; John, Swen Malte: Gesundheitsrisiken durch Milchkonsum. Eine kritische Bewertung aus ärztlicher Sicht. MMW-Fortschritte der Medizin 2021

- Pause, Bettina: Alles Geruchssache, München 2020

- Sandborn, William J. u.a.: Adalimumab induces and maintains clinical remission in patients with moderate-to-severe ulcerative colitis. Gastronenterology 2012

- Stremmel, Wolfgang: Resorption von Fett und fettlöslichen Vitaminen. In: Caspary WF, ed. Diabetes Forum I – Struktur und Funktion des Dünndarms. Amsterdam 1987

- Stremmel, Wolfgang; Vural, Hüseyin; Evliyaoglu, Osman; Weiskirchen, Ralf: Wirksamkeit von darmlöslichem Lecithin (Phosphatidylcholin) zur Behandlung der Colitis ulcerosa: eine Meta-Analyse. MMW-Fortschritte der Medizin 2022 (Übersetzung aus dem Englischen: doi: 10.1159/000514355)

NÜTZLICHE ADRESSEN

Patientenvereinigungen in Deutschland:
Deutsche *Morbus Crohn/Colitis ulcerosa* Vereinigung DCCV e.V.,
Bundesgeschäftsstelle
Inselstr. 1
10179 Berlin
E-Mail: info@dccv.de

Deutsche Gesellschaft zur Bekämpfung der Krankheiten von Magen, Darm und Leber *(GASTRO-LIGA)*
Friedrich-List-Str. 13
35398 Gießen
E-Mail: geschäftsstelle@gastro-liga.de

Prof. Dr. med. Dr. h.c. Wolfgang Stremmel
Facharzt für Innere Medizin und Gastroenterologie
Privatpraxis Innere Medizin
Beethovenstr. 2
76530 Baden-Baden
E-Mail: wolfgangstremmel@aol.com
www.innere-medizin-stremmel.de